CORDULA ROEMER / DR. MED. SUZANN KIRSCHNER-BROUNS

MEIN HOCHSENSIBLES KIND

Leichter durch den Alltag mit Naturheilkunde

QUALITÄTS G|U GARANTIE

DIE GU-QUALITÄTSGARANTIE

Wir möchten Ihnen mit den Informationen und Anregungen in diesem Buch das Leben erleichtern und Sie inspirieren, Neues auszuprobieren. Bei jedem unserer Produkte achten wir auf Aktualität und stellen höchste Ansprüche an Inhalt, Optik und Ausstattung.
Alle Informationen werden von unseren Autoren und unserer Fachredaktion sorgfältig ausgewählt und mehrfach geprüft. Deshalb bieten wir Ihnen eine 100 %ige Qualitätsgarantie.

Darauf können Sie sich verlassen:
Wir legen Wert darauf, dass unsere Gesundheits- und Lebenshilfebücher ganzheitlichen Rat geben. Wir garantieren, dass:

- alle Übungen und Anleitungen in der Praxis geprüft und
- unsere Autoren echte Experten mit langjähriger Erfahrung sind.

Wir möchten für Sie immer besser werden:
Sollten wir mit diesem Buch Ihre Erwartungen nicht erfüllen, lassen Sie es uns bitte wissen! Wir tauschen Ihr Buch jederzeit gegen ein gleichwertiges zum gleichen oder ähnlichen Thema um. Nehmen Sie einfach Kontakt zu unserem Leserservice auf. Die Kontaktdaten unseres Leserservice finden Sie am Ende dieses Buches.

GRÄFE UND UNZER VERLAG. *Der erste Ratgeberverlag – seit 1722.*

KGS

THEORIE

PRAXIS

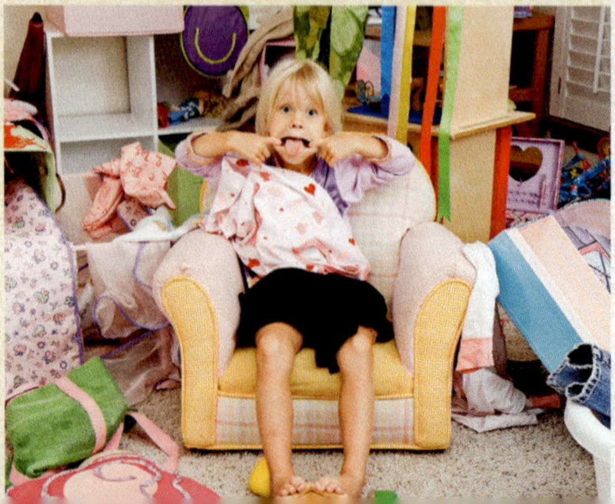

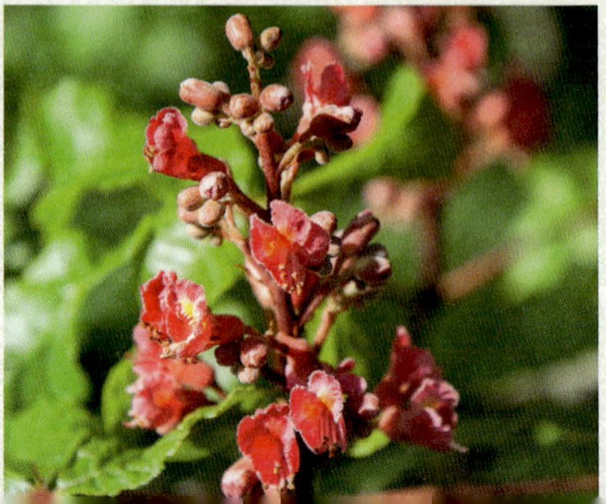

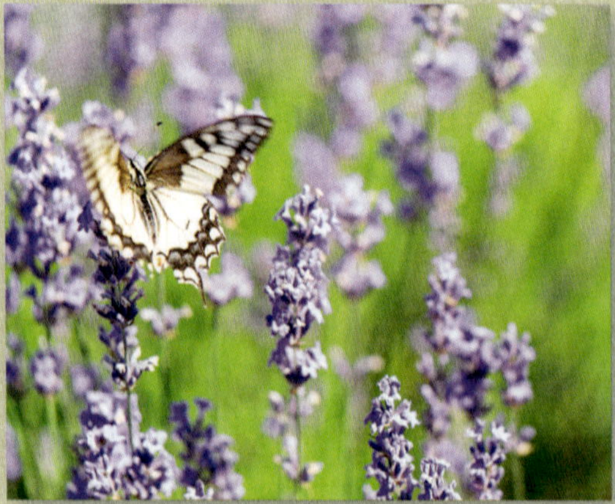

CORDULA ROEMER

Diplom-Pädagogin, Coach für Hochsensible

DR. MED. SUZANN KIRSCHNER-BROUNS

Ärztin und Medizinjournalistin

»Jedes Kind möchte in seinem Wesen gesehen, erkannt und geliebt werden, Ihr hochsensibles Kind insbesondere.«

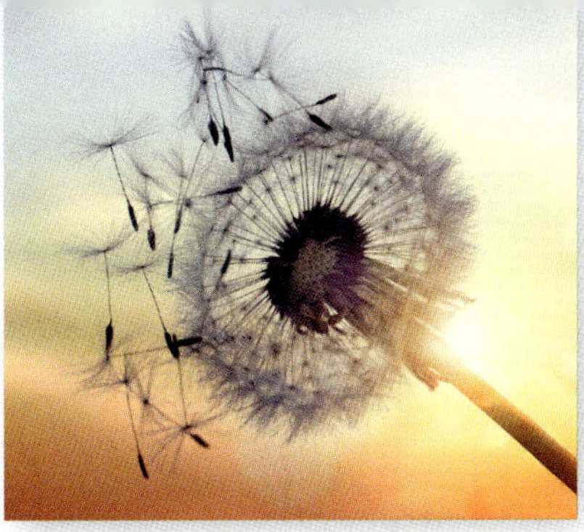

DAS HOCHSENSIBLE KIND AKZEPTIEREN

Ihr Kind ist hochsensibel – diese Erkenntnis und Ihre Bereitschaft, sich als fürsorgliche, liebende Eltern mit dem Thema zu beschäftigen, werden Ihren Alltag verändern. Angehörige und pädagogische Fachkräfte wissen, wie außergewöhnlich, anspruchsvoll und auch erschöpfend der Alltag sowohl für das Kind selbst als auch mit dem hochsensiblen Kind sein kann. Nicht zuletzt deshalb, weil es Hochsensibilität nicht in homöopathischen Dosen gibt. Das belegen aktuelle Studien der Universitäten Hamburg und Bielefeld. Hochsensibilität existiert als Kriterium. Das bedeutet, entweder ist jemand hochsensibel oder er ist es nicht. Weitere Studien belegen, dass ein hochsensibles Kind in viel größerem Maße als ein normalsensibles auf die emotionale Zuwendung seiner Eltern angewiesen ist, um sein Wesen zu entwickeln und gut im Leben aufgestellt zu sein.

Wir möchten Sie mit diesem Ratgeber genau darin aktiv unterstützen. In Kapitel 1 und 2 zeigen wir Ihnen, wie Sie lernen können, die Veranlagung Ihres Kindes zu erkennen, zu verstehen und anzunehmen. In Kapitel 3 haben wir unter Berücksichtigung der körperlichen und seelischen Belastungen Maßnahmen aus der Naturheilkunde, Entspannungstechniken und weitere Empfehlungen zusammengestellt, für die hochsensible Kinder aufgrund ihrer Veranlagung empfänglicher sind. Abschließend finden Sie sanfte Maßnahmen und Mittel für Sie selbst, um sich vor Überbelastung zu schützen beziehungsweise um wieder zu Kräften zu kommen.

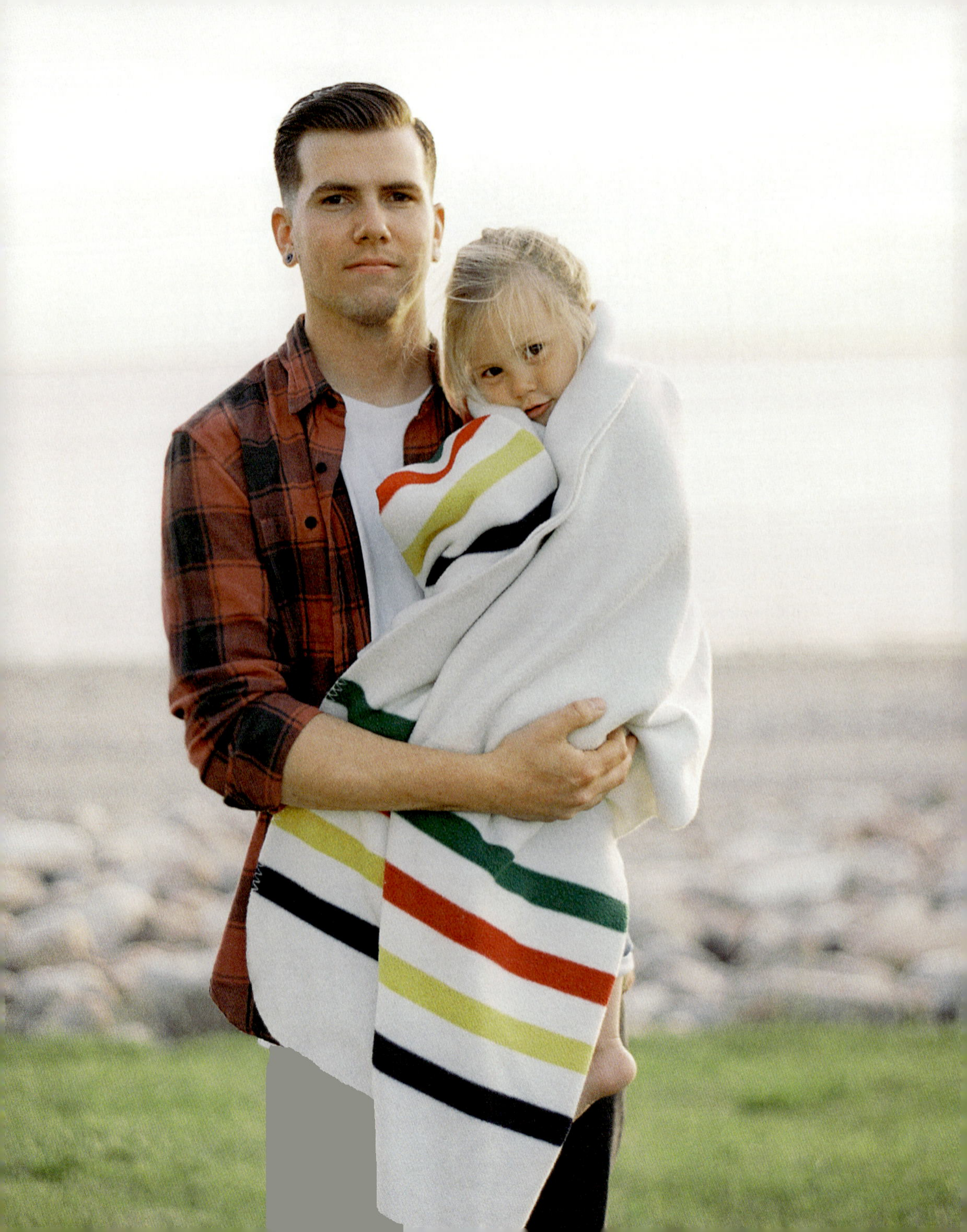

HOCHSENSIBILITÄT – EINE GENETISCHE CHARAKTEREIGENSCHAFT

HOCHSENSIBLE KINDER SIND ANDERS ALS ANDERE KINDER. IN DIESEM KAPITEL STELLEN WIR IHNEN DAS PHÄNOMEN HOCHSENSIBILITÄT VOR UND BESCHREIBEN DIE ERSTEN 6 SCHRITTE, DIE MIT DEM ERKENNEN DER HOCHSENSIBILITÄT TYPISCHERWEISE EINHERGEHEN.

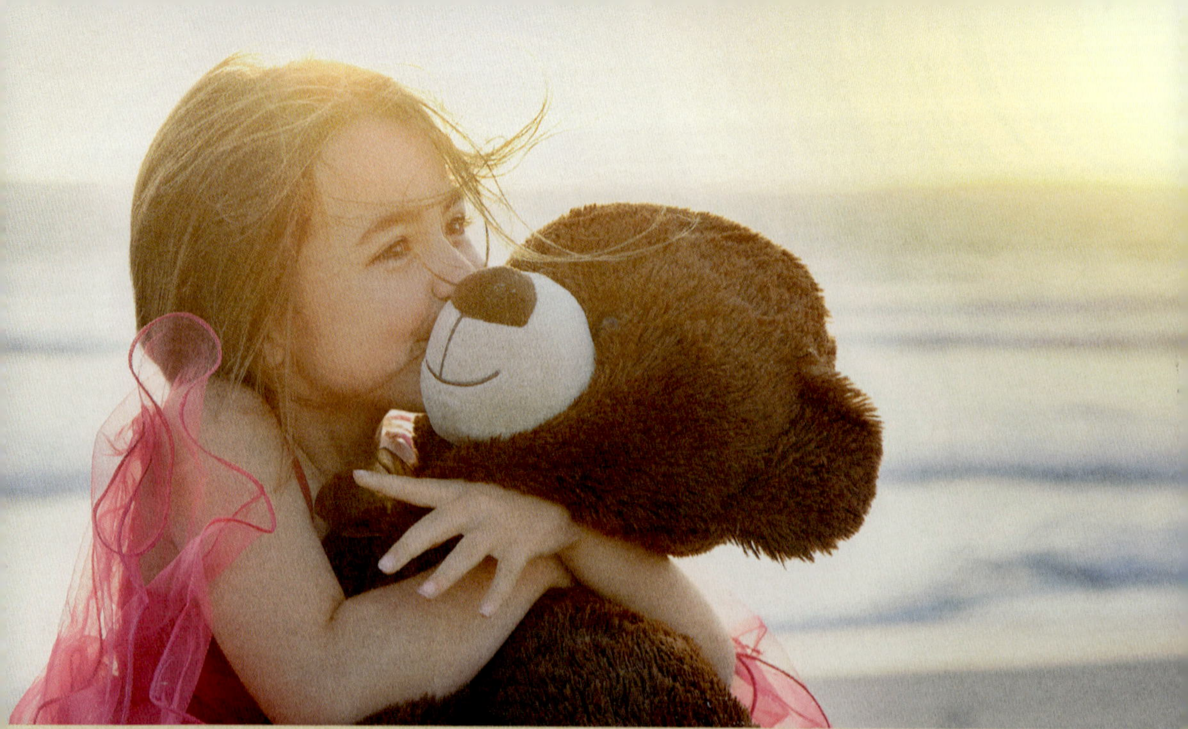

MEIN KIND IST HOCHSENSIBEL – WAS NUN?

»Möglicherweise ist Ihr Kind hochsensibel. Bitte informieren Sie sich.« Diesen Hinweis erhalten Eltern inzwischen immer häufiger von Ärzten, Lehrern, Erziehern oder Therapeuten, wenn ihr Kind in einer bestimmten Weise ungewöhnlich ist. Hochsensible Kinder sind und verhalten sich in vielen Situationen anders als ihre Altersgenossen. Aus Unkenntnis darüber wird so manches Mal eine pathologische Verhaltensauffälligkeit, AD(H)S oder eine Wahrnehmungsstörung vermutet. Doch Hochsensibilität ist eine genetisch vererbte Charaktereigenschaft, also ähnlich wie die Links- oder Rechtshändigkeit. Für Sie als Eltern sind deshalb Informationen wichtig, wodurch sich Hochsensibilität auszeichnet, woran Sie diese erkennen und welche Schwierigkeiten auftreten können, um Ihr Kind in seinem Wesen stärken und fördern zu können.

Was ist Hochsensibilität?

Darunter versteht man die Veranlagung des Nervensystems, deutlich mehr Sinneseindrücke aufzunehmen und diese entsprechend intensiver zu verarbeiten. Vergleichbar einem Sieb mit gröberen Löchern, das nicht nur den Saft, sondern auch das Fruchtfleisch aus den Äpfeln herausfiltert, gelangen bei hochsensiblen Menschen eine Fülle von Informationen und Reizen durch den »Filter«. Das Reizverarbeitungssystem in Gehirn und Körper verwertet dieses »Mehr« an Reizen entsprechend intensiv und umfangreich. Nur etwa vier Prozent der Informationen werden – wie bei allen Menschen – bewusst wahrgenommen. Die restlichen 96 Prozent gelangen sofort ins Unbewusste und speisen von dort aus unter anderem unsere Intuition und unser Bauchgefühl.

Für den Hochsensiblen bedeutet dies, dass unendlich viel in seinem System auf allen Ebenen passiert und eben auch im Unbewussten. Die Aufnahme der Reize erfolgt auf allen Sinnesebenen, im Kontakt mit der Außenwelt unter anderem durch Sehen, Hören, Riechen, Schmecken und Tasten. Aber nicht nur äußere Eindrücke werden intensiver wahrgenommen, sondern auch innere Empfindungen wie beispielsweise Schmerzen, Gefühle, Hunger und vieles mehr. Neben einigen Problemen birgt Hochsensibilität aber auch viele Gaben ▸ **siehe hierzu auch Seite 26 bis 29.**

Körperliche Folgen der Hochsensibilität

Die permanente Reizüberflutung fordert aber auch Körper und Seele heraus. Lärm erzeugt zum Beispiel schon bei hochsensiblen Babys sehr viel schneller körperliche Abwehrreaktionen (Anspannung der Muskeln, Erhöhung der Herzfrequenz, geweitete Pupillen, größere Stimmbandschwingungen, Wegdrehen, Schreien, Weinen). Hochsensible Kinder leiden häufiger als normalsensible an Allergien, Schlafstörungen, Koliken und anderen Magen-Darm-Beschwerden. Sie reagieren auch stärker mit körperlichen Symptomen (Schwitzen, Nervosität, auch hier Stimmbandschwingungen) auf Stress ▸ **siehe hierzu Seite 118.**

INFO

INTERESSANTER ASPEKT

In China und Japan, das heißt in Ländern mit philosophischer, spiritueller Tradition, sind sensiblere, ruhigere Kinder akzeptierter und beliebter bei ihren Klassenkameraden als zum Beispiel in den westlichen Ländern, in denen die Gesellschaft extrovertierter ausgerichtet ist. Das heißt, Sensibilität hat in der chinesischen und japanischen Kultur seit Jahrhunderten einen anerkannten Stellenwert.

Hochsensibilität in der Forschung

Als Pionierin auf dem Gebiet der Hochsensibilität gilt die amerikanische Psychologin Elaine Aron. In ihren neueren Studien von 2014 konnte sie zusammen mit Bianca Acevedo et al. mittels funktioneller Magnetresonanztomografie Unterschiede in der Reizverarbeitung in Gehirnen von hochsensiblen und normalsensiblen Menschen feststellen (Brain and Behavior, Bd. 4, 2104). Schon ihre Forschungen Anfang der 1990er-Jahre zeigten, dass so manches Verhalten wie beispielsweise starke Schüchternheit, Rückzug oder Angst vor anderen Menschen oder vor Aufgaben auf eine hochsensible Veranlagung zurückzuführen ist.

Aron betont vier Aspekte als Hinweis auf Hochsensibilität:

- tiefe Verarbeitungsprozesse
- Neigung zur Überstimulation
- schnelle emotionale Erregbarkeit und Empathie als sich wechselseitig bedingende Punkte
- Feinfühligkeit

In Deutschland ist es die Diplompsychologin Sandra Konrad, die seit 2014 auf dem Gebiet der Hochsensibilität an der Helmut-Schmidt-Universität Hamburg forscht. Sie fordert drei Faktoren, die für Hochsensibilität zutreffen müssen: Leichte Erregbarkeit sowie eine feine Wahrnehmung für unterschwellige und äußere Einflüsse wie Stimmungen anderer Menschen und eine niedrige sensorische Reizschwelle, das heißt, auf Lärm oder andere Reize reagieren Hochsensible früher und stärker.

2011 lieferten sowohl chinesische Genforscher um C. Chen (veröffentlicht in PLoS one) als auch dänische Genforscher um C. Licht et al. von der Technischen Universität Dänemark Beweise, dass Hochsensibilität genetisch vererbt wird. Sie konnten zeigen, dass mehrere Genorte auf Genen des Dopamin-Systems (C. Chen) bzw. auf einem Serotonin-Transporter-Gen (C. Licht) mit Hochsensibilität zusammenhängen.

Schon Anfang des 20. Jahrhunderts erforschte der amerikanische Entwicklungspsychologe Jerome Kagan von der Harvard University Hochsensibilität bei Kindern. Er setzte Säuglinge starken Reizen aus und führte Messungen ihrer körperlichen Reaktionen durch. In Follow-up-Studien konnten bei diesen Kindern im Vergleich zu normalsensiblen in der Vergleichsgruppe zeitlich früher ein Anstieg der Herzfrequenz, stärker geweitete Pupillen und größere Stimmbandschwingungen gemessen werden. Kagan bewies in seinen Studien, dass der Anteil hochsensibler Kinder in Kindergruppen recht stabil bei 20 Prozent liegt. Nach bisherigen Erkenntnissen der Forschung sind etwa 20 Prozent der Menschen weltweit hochsensibel.

Die niederländischen Entwicklungspsychologinnen Renske Gilissen und Marian Bakermans-Kranenburg von der Universität Leiden fanden in aktuellen Forschungen heraus, dass hochsensible Kinder von einer guten Mutter-/Elternbindung profitieren. Sie entwickeln in höherem Maße ihr Potenzial und sind dann sogar stressresistenter als normalsensible Kinder.

Introvertierte Hochsensible

70 Prozent aller Hochsensiblen sind introviert, das bedeutet, dass sie eher nach innen gewandt sind, sich nicht gern in großen Gruppen aufhalten und Abwechslungen und Risiken meiden. Gehört Ihr Kind zu dieser Gruppe, dann zeigt es sich möglicherweise als stilles, zurückhaltendes, abwartendes

Ob Ihr hochsensibles Kind ein introvertierter Typ ist, erkennen Sie, wenn es gern allein ist.

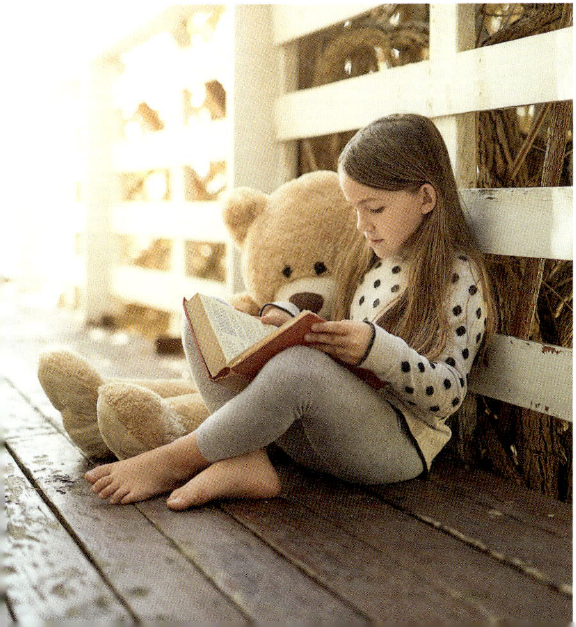

Kind, das geräuschintensive und anstrengende Situationen meidet. Eventuell haben Sie beobachtet, dass Ihr Kind

- Geburtstagsfeiern nicht besonders mag (dort herrscht ihm zu viel Trubel).
- lieber allein auf dem Schulhof spielt als in der Gruppe (der Lärmpegel ist ihm zu hoch, der Umgang zu ruppig).
- sich zu Hause in sein Zimmer zurückzieht und oft ganz versunken in ein Spiel oder Buch ist (das ist seine Art der Erholung, es nimmt sich quasi seine Auszeit).

Möglicherweise spricht Ihr Kind mit leiser Stimme, wirkt eher ernsthaft und lehnt Veränderungen grundsätzlich erst einmal ab. Alle diese Beobachtungen lassen vermuten, dass Ihr Kind ein introvertiertes hochsensibles Kind ist.

Extrovertierte Hochsensible

30 Prozent aller Hochsensiblen sind tendenziell stärker extrovertiert. Elaine Aron bezeichnet diese Untergruppe der Feinfühligen als HSP / HSS (highly sensitive person / high sensation seeker). Als Kinder sind diese innerhalb einer Gruppe kaum als Hochsensible auszumachen: Sie sind gern in Gesellschaft, mögen Abwechslung, sind neugierig und recht aktiv. Im Unterschied zu normalsensiblen Kindern geraten sie jedoch schneller in eine Überreizung. Die Reaktion darauf ist meist schnell und heftig: Das extrovertierte hochsensible Kind wird scheinbar aus dem Nichts heraus plötzlich laut (schreit,

brüllt) oder wird ohne ersichtlichen Grund zänkisch oder weinerlich. Gerade dieser schnelle, oft von außen nicht nachvollziehbare Stimmungsumschwung kann ein Hinweis auf diesen Hochsensibilitätstypus sein.

Das hochsensible Kind

Hochsensible Kinder verhalten sich bereits von klein an ihrer Veranlagung entsprechend. Viele Reize strengen sie sehr an, deshalb konzentrieren sie sich oft intuitiv lieber auf weniges, anspruchsvolles Spielzeug. Sie fühlen sich mit komplexen und herausfordernden Aufgaben am wohlsten und sind neugierige, wissbegierige kleine Wesen.

> »Nicht Philosophen stellen die radikalsten Fragen, sondern Kinder.«
>
> HELLMUT WALTERS

Ihre hohe Reizaufnahme lässt hochsensible Kinder einerseits sehr empfindsam, kreativ und empathisch sein, andererseits werden sie schnell ungeduldig, leiden unter vielen »Kleinigkeiten« und passen oft in kein Schema. So kann die Naht im Hemd oder in der Socke Ihren Sohn zur Weißglut bringen und das morgendliche Anziehen zur Tortur werden lassen. Oder Ihre Tochter gebärdet sich nach der Schule unruhig und aggressiv als Resultat des reizüberladenen Schulalltags. Kinder reagieren in der Regel impulsiv auf Situationen und ihre Umgebung. Hochsensible Kinder verhalten sich aufgrund ihrer Veranlagung noch einmal impulsiver, das heißt sowohl in Bezug auf Intensität als auch Schnelligkeit in ihren Handlungen.
Dieses Ausmaß ist eine Begabung, erzeugt aber oft Unmut und Missverständnisse. Möglicherweise sind die Erzieher mit dem Tempo Ihrer Tochter nicht einverstanden, da sie befürchten, dass Ihre Tochter dadurch andere Kinder übergehen könnte.
Um Ihr hochsensibles Kind besser verstehen zu können, zeigen wir Ihnen im 2. Kapitel die ganze Bandbreite der Eigenschaften und Charakterzüge, die im Zusammenhang mit der Hochsensibilität auftreten können.

Hochsensibilität in den kindlichen Entwicklungsphasen

Im Folgenden beschreiben wir gezielt die Besonderheiten in den Entwicklungsstadien vom Kleinkind zum Teenager.

DER HOCHSENSIBLE SÄUGLING

Bereits bei Ihrem Säugling können Sie eine Hochsensibilität erkennen. Diese Babys reagieren oftmals sehr reizempfindlich auf Geräusche, grelle Lichter oder Lichteffekte, auf geringe Temperaturschwankungen, kratzende Stoffe oder unruhige Situationen. So kann der Staubsauger oder die Küchenmaschine einen Schreianfall auslösen. Ist die Umgebung oder der Tagesablauf zu unruhig, zu überladen oder ungenügend strukturiert, neigt ein hochsensibler Säugling schneller als andere Babys zum Weinen oder Schreien. So kann zum Beispiel der Besuch im Einkaufscenter Ihr Kind derartig stressen, dass Sie Ihre Aktion abbrechen müssen. Auch für atmosphärische Reize und Stimmungen anderer Menschen sind hochsensible Kinder bereits im Säuglingsalter sehr empfänglich. Bei einem häuslichen Streit der Eltern oder Geschwister beginnt das Kind lauthals zu weinen oder reagiert unruhig

Gehört Ihr Baby zu den sogenannten Schreibabys, könnte es hochsensibel sein.

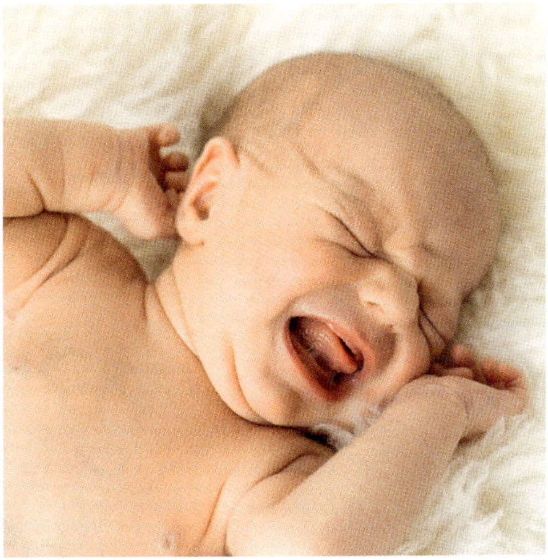

TIPP

EHER ZU VIEL ALS ZU WENIG

Wenn ein Baby weint, neigen wir oftmals dazu, anzunehmen, dass ihm etwas fehlt. Bei hochsensiblen Babys und Kindern kann aber Weinen genau das Gegenteil bedeuten: Achten Sie darauf, was zu viel sein könnte!

oder gereizt. Das geschieht auch, wenn Mutter oder Vater entnervt und ihrerseits überreizt sind. Inzwischen wird oft bei einem sogenannten Schreibaby eine hochsensible Veranlagung vermutet.

Die Erfahrungen zeigen, dass Reizreduzierung hilfreich sein kann. Feinfühlige Babys schlafen zum Beispiel erst ein, wenn es in der Wohnung wirklich still geworden ist. Gestalten Sie das Bettchen und das Spielzimmer so schlicht wie möglich mit wenigen bunten Akzenten und klaren Strukturen. Begrenzen Sie den Zeitraum für blinkendes, trällerndes und sich von selbst bewegendes Spielzeug auf täglich nur wenige Minuten am Stück. Ihr hochsensibles Kind wird »grelles« Spielzeug zwar mögen, aber sehr wahrscheinlich regelmäßig unruhig und überdreht reagieren, wenn es diesen Reizen zu lange ausgesetzt ist.

Wie bereits Aron ▸ **siehe Seite 10** in ihren Untersuchungen feststellte, sind hochsensib-

TIPP

REIZE REDUZIEREN

Eine Quelle für Reizüberflutung im Kleinkindalter kann ein überfrachtetes Kinderzimmer sein. Sorgen Sie zum Beispiel dafür, dass sich dort nicht das gesamte Spielzeug der letzten Jahre stapelt. Auch zu viele Farben (buntes Bettzeug, Teppich, Vorhänge, Poster etc.) können irritieren.

le Babys besonders empfänglich für sanfte und liebevolle Ansprache, leise Töne und kreativ anregendes Spielzeug. Säuglinge wollen gern »be-greifen«. Achten Sie auf die Vorlieben Ihres Kindes. Möglicherweise braucht es auch in kürzeren Abständen neues Spielzeug, das anspruchsvoller ist als das vorherige. Auf diese Weise werden Sie dem hochsensiblen Bedürfnis nach komplexen und differenzierten Erfahrungen gerecht.

DAS FEINFÜHLIGE KLEINKIND

Einige für Hochsensible typische Merkmale können Sie erst bemerken, wenn Ihr Kind heranwächst, etwa wenn es in der Lage ist, Sie auf Dinge hinzuweisen, die Sie übersehen, die Ihr Kind aber wahrnimmt. Bereits im Kleinkindalter von 1 bis 4 oder 5 Jahren können Sie erkennen, ob Ihr Kind eher zum extrovertierten oder introvertierten Typus gehört ▸ **siehe Seite 11**. Gerade in der Kita fallen die introvertierten hochsensiblen Kinder auf, da sie nur ungern an Gruppenaktivitäten teilnehmen, lieber allein oder nur mit einer Freundin oder einem Kumpel spielen oder sich schnell zurückziehen. So kann es vorkommen, dass Ihr Kind sich ein halbes Jahr lang vom Rand aus das Gruppengeschehen anschaut, ehe es aktiv mitmacht. Auch kann es sein, dass hochsensible Kinder nicht aktiv am Gruppengeschehen teilnehmen, zu Hause aber alles nachspielen, was sie in der Gruppe beobachtet haben.

Hochsensible Kleinkinder entwickeln besondere Fähigkeiten, wie zum Beispiel frühe Sprachentwicklung und Feinmotorik, stellen tiefgründige Fragen oder bevorzugen Kontakt zu älteren Kindern. Aber auch das Gegenteil kann zutreffen: Vielleicht ist Ihr Kind in manchen Bereichen langsamer, da das Gehirn intensiv mit der Entwicklung anderer Kompetenzen beschäftigt ist. So hat Ihre Tochter zwar bereits einen ungewöhnlich großen Wortschatz, tut sich aber mit motorischen Feinheiten wie zum Beispiel dem Umgang mit Stift und Schere schwer.

DAS FEINFÜHLIGE KIND

Der Eintritt in die Schule ist für die meisten feinfühligen Kinder ein massiver Einschnitt. Er ist geprägt durch viele neue Aufgaben, durch neue Freunde, wachsende Eigenverantwortung und Erweiterung des sozialen Umfeldes. Für hochsensible Kinder stellen

INFO

»GEFÜHLSSTAU«

Trotz Kreativität und rascher körperlicher oder geistiger Entwicklung kann es sein, dass sich Ihr Kind merkwürdig oder gar auffällig verhält. Eventuell »bockt« es ständig, weint viel, hat bereits Erlerntes scheinbar plötzlich vergessen oder verweigert bestimmte gemeinsame Aktivitäten.
Vielleicht kann Ihr Kind seine Bedürfnisse, Empfindungen oder Grenzen wie zum Beispiel Überreizung oder den Wunsch nach Stille oder weniger Menschen (noch) nicht artikulieren – weil es zu klein ist oder / und seine Gefühle nicht deuten oder benennen kann. Sein Unbehagen zeigt sich dann durch »auffälliges« Verhalten wie Weinen.

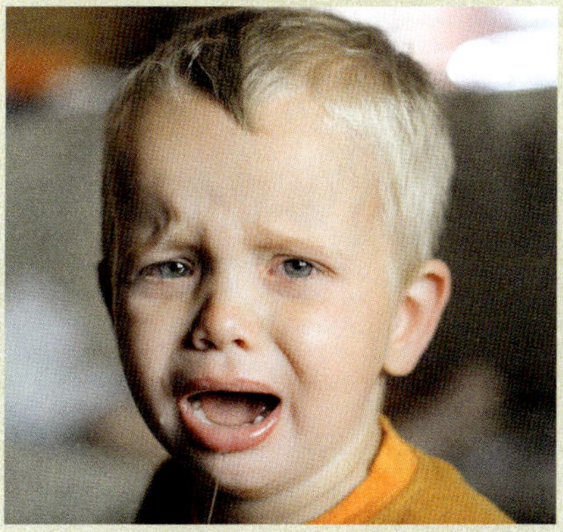

sich neue Probleme: noch striktere Zeitabläufe als in der Kita, pünktlicher Unterrichtsbeginn, tägliche Hausaufgaben und beginnender Leistungsdruck. Widerwillen, Schulverweigerung und Lernblockaden sind nicht ungewöhnlich.
Zwei zentrale Themen begleiten Ihr hochsensibles Kind in dieser Zeit.
Reizüberflutung: Die oft großen Klassen mit vielen Reizen (Gerüche, Stimmen, Stimmungen anderer Kinder), die mit Büchern und Bildern oder Schautafeln gefüllten Klassenzimmer, wechselnde Bezugspersonen, volle, laute Schulhöfe sowie der wachsende Leistungs- und Erwartungsdruck seitens Eltern und Lehrern überfluten das feinfühlige Kind. Zusätzlich gibt es kaum Rückzugsräume oder stille Pausen für die Verarbeitung der optischen und akustischen Reizflut. In der Folge erleben Sie zu Hause ein überreiztes und überreagierendes Kind. Ganz wichtig sind deshalb Entspannungs- und Rückzugszeiten nach der Schule (Minimum eine halbe bis eine Stunde), damit sich die neuronale Überlastung reduzieren kann.
Anders lernen: Verhaltensweisen aus Säuglings- und Kleinkindalter intensivieren sich noch einmal mit Schulbeginn. Die meisten hochsensiblen Kinder lernen anders beziehungsweise sie benötigen andere Lernaufgaben. Während sich Ihr Kind in der Kita noch relativ frei sein Spielzeug und den Umgang damit aussuchen konnte, muss es sich in der Schule bestimmte Inhalte in meist

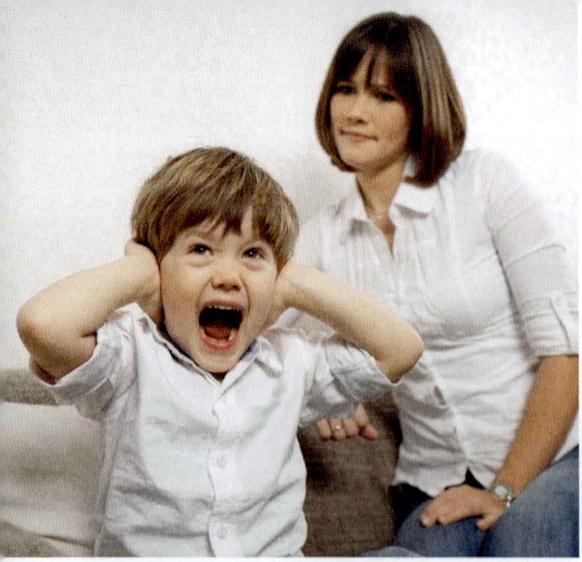

Strömen zu viele Reize auf das hochsensible Kind ein, versucht es sich zu schützen.

vorgegebenen Lernschritten aneignen. Hochsensible lernen sehr gern, jedoch am besten im eigenen Tempo und mit vernetzten interdisziplinären Inhalten. Wenn Ihr feinfühliger Sohn sich zum Beispiel für Sprachen interessiert, wird er gut motiviert sein, wenn Vokabeln und Texte in sinnvolle Zusammenhänge gesetzt werden (Filme, Bücher, Besuche von Kindertheaterstücken). Andererseits wird er sich schnell langweilen und die Leistung womöglich verweigern, wenn der Unterricht zu eintönig ist oder die Lerninhalte nicht in seinem Lerntempo präsentiert werden.

DER FEINFÜHLIGE TEENAGER

Ihr Kind mausert sich langsam zum Erwachsenen, auch wenn es als Teenager häufig noch »zwischen Baum und Borke« steht: gerade erwachsen und im nächsten Moment wieder Kind. Stimmungsschwankungen und Meinungsänderungen sind daher – auch bei den hochsensiblen Jugendlichen – an der Tagesordnung. Die in dieser Zeit generell impulsiven Emotionen können bei Hochsensiblen einerseits noch schneller angefacht und in Wallung gebracht werden. So ist Ihre Tochter vielleicht emotional heftig aufgebracht über das Verhalten einer Mitschülerin oder eines Lehrers, während ihre normalsensible Freundin dies gar nicht so dramatisch findet. Andererseits zeigen gerade hochsensible junge Menschen oftmals eine wachsende Bereitschaft für verantwortungsvolle Aufgaben, ein starkes soziales Engagement sowie spezielle Interessen.
In Bezug auf typische Teenagerthemen wie Alkohol, Drogen oder auch ein ausschweifendes Party- oder Sexualleben wird Ihr Teenager wahrscheinlich pflegeleichter sein. Hochsensible Jugendliche schützen sich intuitiv vor Reizüberflutung und Überanstrengung, die solche Dinge mit sich bringen.

Leichte Ablenkbarkeit

Dies ist ein wichtiges Thema, das sich durch alle Altersstufen beim hochsensiblen Kind zieht. Da das hochsensible System immer – quasi automatisch – auf der Suche nach Informationen ist, nimmt Ihr Kind jedes Rascheln, jede Bewegung, jeden sensorischen Effekt wahr. Dadurch ist es zuweilen vom eigentlichen Hauptgeschehen abgelenkt.

TIPP

AB WANN SOLL MEIN KIND WISSEN, DASS ES HOCHSENSIBEL IST?

Spätestens ab der Pubertät ist es unerlässlich, dass Ihr Kind um seine Hochsensibilität weiß, denn das Nichtwissen um die eigene Veranlagung kann zu Irritationen über das eigene Wesen und Verhalten führen und in erheblichem Maße Selbstzweifel schüren. Das kann sich in Orientierungslosigkeit, Leistungsverweigerung, Aggressivität, Depression oder auch gesundheitlichen Beschwerden wie Essstörungen, Kopfschmerzen, Magen- oder Darmproblemen zeigen ▸ **siehe hierzu auch ab Seite 79.**

Wenn Sie nicht wissen, dass Ihr Kind hochsensibel ist, wird aufgrund der leichten Ablenkbarkeit schnell eine Konzentrationsschwäche angenommen. Fragen Sie Ihr Kind, was Sie gerade getan oder gesagt haben. Wenn es korrekt antwortet, hat es kein Konzentrationsdefizit, sondern es ist hochsensibel.

Wichtig: Ziehen Sie einen Kinderarzt zurate, wenn Sie andere Ursachen als die Hochsensibilität für die Konzentrationsprobleme Ihres Kindes vermuten oder wenn diese massiv sind.

Freunde finden

In der heutigen Zeit, in der die Anzahl der Facebook-Freunde als Maßstab für den Beliebtheitsgrad gilt, ist das Bedürfnis nach wenigen, aber tiefen und engen Freundschaften wenig akzeptiert. Viele hochsensible Kinder haben aber nur wenige Freunde – und das ist gut so. Logischerweise steigt nämlich die Menge an sensorischen und emotionalen Reizen, die verarbeitet werden wollen, mit der Anzahl der Kontakte. Feinfühlige Kinder reduzieren diese Reizvielfalt automatisch und unbewusst, indem sie sich lieber in kleinen Gruppen bewegen und wenige Freunde oder auch nur einen einzigen treffen möchten.

Wenn Sie beobachten oder darauf hingewiesen werden, dass sich Ihr Kind zu sehr isoliert, dann helfen Sie ihm: Entwickeln Sie ein Gespür für andere hochsensible Kinder und fördern Sie den Kontakt zu ihnen.

> »Wie die Welt von morgen aussehen wird, hängt in großem Maß von der Einbildungskraft jener ab, die gerade jetzt lesen lernen.«
>
> ASTRID LINDGREN

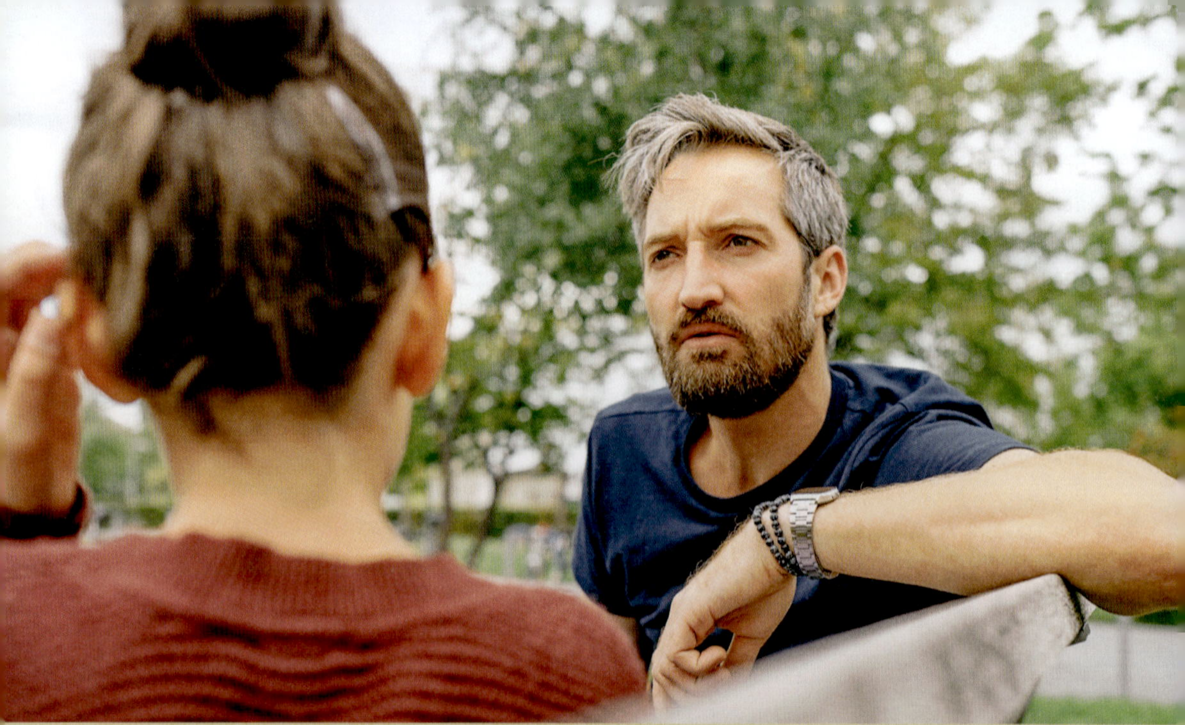

6 SCHRITTE, UM DIE HOCHSENSIBILITÄT ZU VERSTEHEN

Sie möchten sich informieren, wie Sie Ihr Kind besser verstehen und es zugleich darin unterstützen können, seine eigene Hochsensibilität anzunehmen und den Alltag sowie das Familienleben gut zu meistern. Fast alle Betroffenen durchlaufen beginnend mit der Erkenntnis, dass ihr Kind hochsensibel ist, folgende 6 Schritte. Es kann sehr hilfreich sein, diese zu kennen und zu wissen, dass es normal ist, wenn Sie zunächst zweifeln, sich hilflos fühlen oder mit dem Thema Hochsensibilität hadern. Hochsensibilität ist eine angeborene Veranlagung, die in der Tat alle Lebensbereiche entscheidend beeinflusst. Bei der Erläuterung der 6 Schritte beschreiben wir viele Situationen und geben Ratschläge und Hilfestellungen. Diese decken aber natürlich nicht jede individuelle Erfahrung ab, die Sie als Eltern mit Ihrem hochsensiblen Kind erleben. Es kann ratsam sein, professionelle Hilfe zum Beispiel durch einen Coach, einen Psychologen oder Kinderarzt, der mit dem Thema vertraut ist, in Anspruch zu nehmen.

1. Schritt: Das Erkennen

Da Hochsensibilität bislang kein hinlänglich bekanntes und vertrautes Phänomen ist, benötigen Sie erkennbare Merkmale, Informationen und Menschen, an die Sie sich mit Ihren aufkommenden Fragen, Zweifeln und Überlegungen wenden können.

Einige der zentralen Merkmale der Hochsensibilität (bei Kindern) finden Sie auf den Merkmal-Seiten ▸ **siehe ab Seite 26**. Sie helfen Ihnen, einen Eindruck über die Veranlagung zu gewinnen. Nicht jedes Merkmal muss bei Ihrem Kind zutreffen. Auch unterschiedliche Kombinationen sind üblich.

Typisch beim Erkennen einer Hochsensibilität ist der sogenannte »Aha-Effekt«: »Ach so, jetzt verstehe ich, warum mein Kind immer so lang an der Tür zum Kita-Raum steht, bevor es hineingeht«, ist ein Beispiel dafür.

Viele Eltern haben bereits zuvor bemerkt, dass mit ihrem Kind »irgendetwas nicht stimmt«, dass es irgendwie merkwürdig erscheint, sich zum Beispiel immer wieder aus der Gruppe zurückzieht oder nach langen, intensiven Tagen aggressiv oder weinerlich ist. Allein die Erkenntnis erleichtert mithin den gemeinsamen Umgang, verzweifelte Situationen lassen sich leichter erklären und entspannen. Sie werden bemerken, dass sich Verständnis einstellt und dass alternative Lösungsideen möglich werden.

2. Schritt: Kritische Überlegungen

Trotz aller Merkmal-Listen und möglicher Beratung können Zweifel aufkommen und kritische Gedanken für Unsicherheit sorgen. Das ist nur allzu natürlich. Folgen Sie diesen Überlegungen offen und neugierig, denn Sie hinterfragen auf diese Weise das Neue und stellen Ihre Erkenntnisse dadurch auf stabile – weil überprüfte – Füße.

Typische kritische Gedanken sind folgende:

Das Verhalten meines Kindes muss doch eine Störung sein! In Zeiten rascher Pathologisierung von ehemals »normalen« Verhaltensweisen ist es nicht verwunderlich, wenn Sie das ungewöhnliche Verhalten Ihres Kindes als Störung ansehen. Aber wenn wir um das Phänomen Hochsensibilität wissen, können wir solche »eigenartigen« Verhaltensweisen neu betrachten.

Es ist in diesem Sinn für die Entwicklung Ihres Kindes extrem wichtig, die besonderen Wesensmerkmale der Hochsensibilität zu erkennen und dann Ihrem Kind mit seiner speziellen Charaktereigenschaft auch den nötigen Spielraum – natürlich im Rahmen der sozialen Verträglichkeit – einzuräumen. Kinder, die ihre Hochsensibilität nicht ausleben können, zeigen ähnliche Verhaltenswei-

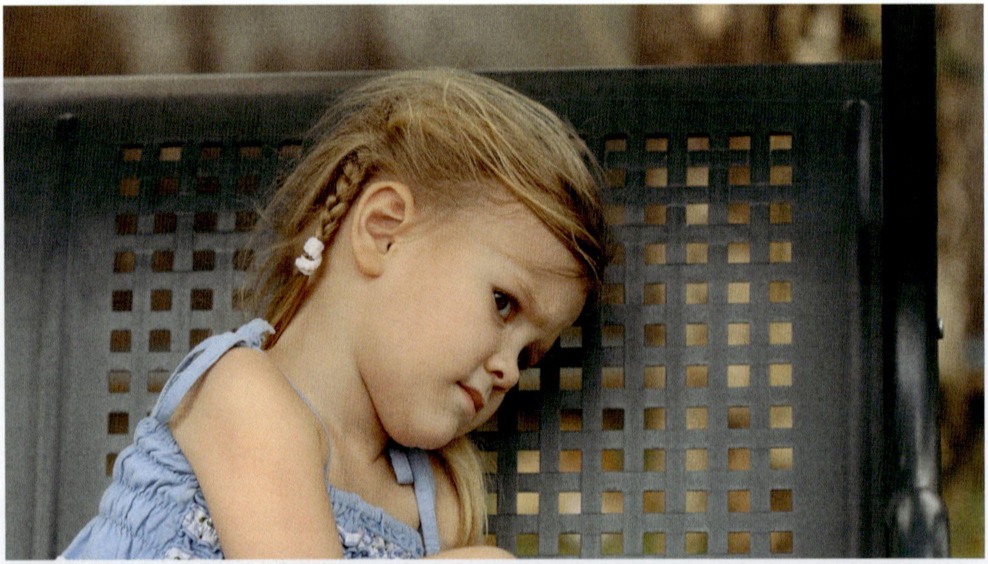

Zieht sich Ihr Kind häufig zurück und ist lieber allein, dann ist das keine Marotte, sondern eine seiner hochsensiblen Veranlagung geschuldete Verhaltensweise. Lassen Sie es gewähren!

sen wie Kinder, bei denen aufgrund anderer Belastungen emotionale oder psychische Störungen diagnostiziert werden.

Sind nicht alle sensibel? Es gibt sehr sensible Menschen, die aber nicht hochsensibel sind. Sensibilität erlernen wir meist von Kindheitstagen an. Die »erlernte« soziale Empathiefähigkeit ermöglicht es uns, Bedürfnisse anderer wahrzunehmen und Freude oder Leid mitzufühlen. Bei der angeborenen Hochsensibilität werden hingegen alle Reize ohne den beschriebenen Lernprozess aufgenommen. Für Ihr hochsensibles Kind heißt das, es erfasst die Stimmung der Lehrerin frühzeitig »intuitiv« und umfassend durch die intensiver aufgenommenen Signale ihrer Körpersprache, Stimmlage, Mimik, Gestik und vieles mehr. Feinfühlige verfügen per se über mehr Informationen aus ihrer Umgebung und von ihren Mitmenschen, ob sie dies nun wollen und wissen oder nicht. Aus diesem »Mehr« resultiert oft auch eine stärkere Empathiefähigkeit.

Nicht schon wieder eine Extrawurst! Hochsensible Kinder haben zuweilen sonderbare Bedürfnisse. Vielleicht trägt Ihr Kind lieber Jacken ohne Bündchen oder spielt bei den enganliegenden Socken verrückt; oder Ihre Tochter wischt sich ständig drei Haare von der Stirn, obwohl diese eigentlich gar nicht stören können. Wer mit einem hochsensiblen Kind lebt, kämpft meist mit so mancher Eigenheit und ist darüber vielleicht auch oft verzweifelt. Diese Besonderheiten sind in vielen Fällen aber der Hochsensibilität geschuldet. Es ist sinnvoll und erleichtert den Alltag immens, wenn Sie als Eltern die »Extrawürste« Ihres Kindes akzeptieren können. Schauen Sie, in welcher Weise sich diese in Ihren Alltag, das soziale Gefüge Ihrer Familie, der Kita oder Schule einbinden lassen. Ihr Kind wird es Ihnen nicht nur danken, es wird auch lernen, eigene Befindlichkeiten besser einschätzen und in seinem Leben gut austarieren zu können.

3. Schritt: Informieren

Wer das Thema Hochsensibilität entdeckt, hat schnell das Bedürfnis, mehr darüber zu erfahren. Folgen Sie diesem Impuls.

Bücher und Internet: Ab Seite 138 geben wir Ihnen Empfehlungen für Internetseiten zum Thema sowie weitere Buchtipps.

Selbsthilfegruppen: Es kann sinnvoll sein, eine Selbsthilfegruppe aufzusuchen. Aus eigener Erfahrung wissen wir, dass sich im Austausch mit anderen Betroffenen das Verständnis für die Hochsensibilität vertiefen kann. Wenn andere Eltern von gleichen oder ähnlichen Erlebnissen mit ihren Kindern zu Hause oder in der Schule berichten, kann allein dieser Umstand sehr erleichternd und tröstlich sein. Das Wissen, dass viele hochsensible Kinder aufgrund ihrer Veranlagung zum Lösen bestimmter Aufgaben (ein Bild malen, etwas basteln oder ein Butterbrot zubereiten) mehr Zeit benötigen und nicht etwa trödeln, zu langsam sind oder gar Sie als Eltern ärgern wollen, kann so manchen häuslichen Streit beenden.

Beratung, Coaching, Elterntraining: Professionelle Unterstützung kann sehr sinnvoll sein, gerade zu Beginn, wenn Sie die Hochsensibilität Ihres Kindes entdeckt haben und noch nicht so gut einschätzen können. Sie haben dabei die Möglichkeit, Fragen zur Veranlagung, zu den individuellen Bedürfnissen Ihres Kindes, Ihrer Familiensituation und den großen Herausforderungen Kita und Schule zu klären.

4. Schritt: Mein Kind neu betrachten

Die Erkenntnis, dass Ihr Kind hochsensibel ist, wird Ihre Sicht auf die Welt und in jedem Fall auch auf Ihr Kind verändern.

Wer ist mein »hochsensibles« Kind? Als Eltern wünschen Sie sich sicherlich, dass Ihr Kind so normal und glücklich wie möglich heranwächst. Vielleicht haderten Sie in der Vergangenheit damit, Ihrem Kind nicht gerecht werden zu können, oder zweifelten gar an Ihrem Kind selbst. Nun, da Sie wissen, dass es hochsensibel ist, erscheint Ihnen rückblickend das eine oder andere unverständliche Verhalten logischer. Das heißt nicht, dass der Alltag von einem Tag auf den anderen sofort leichter wird. Aber Sie werden bemerken, dass Sie nun mehr Verständnis für eine ungewöhnliche Situation aufbringen können. Dadurch werden Sie mit der Zeit auch (wieder) erkennen, welche Gaben Ihr Kind in sich trägt, und diese wohlwollender fördern. In der Folge wird auch Ihr Kind Ihnen sicherlich mehr vertrauen, sein authentisches Wesen offenbaren und Ihnen zu verstehen geben, was es benötigt, um seine Stärken im Rahmen seiner Hochsensibilität entwickeln zu können.

> »Dass wir wieder werden wie die Kinder, ist eine unerfüllbare Forderung. Aber wir können zu verhüten suchen, dass die Kinder werden wie wir.«
>
> ERICH KÄSTNER

Eigenheiten neu bewerten: Es fällt uns für gewöhnlich schwer, Eigenheiten, die wir selbst nicht haben oder kennen, bei anderen zu tolerieren. Wir lehnen sie ab oder übergehen sie. Mit dem Wissen um die Hochsensibilität Ihres Kindes beginnt ein Prozess. Selbstreflexion, Offenheit und Toleranz sind nun gefragt. Sollten Sie selbst beispielsweise die Etikette verinnerlicht haben, dass man zur Begrüßung oder zum Abschied die Hand reicht und die Person dabei anschaut, so waren Sie eventuell jedes Mal verärgert, wenn Ihre hochsensible Tochter genau dies verweigerte. Nun können Sie nachsichtiger sein, denn Sie wissen, dass beides – Händedruck und Blickkontakt – eine hohe Reizintensität beinhaltet und für hochsensible Kinder in gewissen Altersabschnitten eine große Herausforderung darstellt.

5. Schritt: Drängende Fragen und Antworten im Alltag

Wir haben hier einige typische Fragen zusammengetragen, die von Eltern regelmäßig gestellt werden. In Kapitel 2 finden Sie zu den wichtigsten Fragen / Themen weitere Empfehlungen und Maßnahmen.

Ist Hochsensibilität bei Kindern diagnostizierbar? Obwohl sich Hochsensibilität gerade in den letzten Jahren zunehmend im Fokus von wissenschaftlichen Studien befindet, existieren noch keine zugänglichen objektiven Diagnosekriterien.

Ist mein Kind krank, wenn es hochsensibel ist? Hochsensibilität ist eine Charaktereigenschaft und keine Störung, Krankheit oder Abartigkeit. Belastungen im Zusammenhang mit der Hochsensibilität, vor allem wenn diese nicht erkannt und angemessen berücksichtigt wird, können jedoch körperliche und seelische Auswirkungen haben.

Warum schreit mein Kind so viel? In Fachkreisen wird vermutet, dass einige Schreibabys möglicherweise hochsensibel sind. Ein sensibles Baby kann sich in einer überreizenden Situation nur durch Quengeln oder eben Schreien bemerkbar machen

▸ siehe dazu auch Seite 13.

Warum will mein Kind jeden Tag immer das Gleiche anziehen? Gewaschene Kleidung ist meist steifer und fester als bereits getragene. Hautempfindliche feinfühlige Kinder reagieren darauf sehr sensibel und verweigern dann die frische Kleidung. Geben Sie die Kleidung in den Trockner oder benutzen Sie Weichspüler ohne Parfumstoffe. Vielleicht ist es ja auch gar nicht so schlimm, wenn Ihr Kind seine Lieblingshose die ganze Woche über trägt …

Warum spielt mein Kind nicht mit anderen Kindern? Hier ist es sinnvoll, genauer hinzuschauen: Wenn es mit gar keinem anderen Kind spielt, sollten Sie beobachten (lassen), wie es Ihrem Kind dabei ergeht und ob es sich in anderen sozialen Situationen ebenfalls stark absondert. Sollte es dies generell tun, könnte eine pädagogische oder psychologische Beratung möglicherweise Aufschluss geben. Wenn Ihr Kind lieber mit wenigen oder nur jeweils einem anderen Kind spielen mag, so ist dies durchaus ein typisches Verhalten hochsensibler Kinder. »Weniger Kinder« bedeutet »weniger Reize«.

Ist mein Kind hochsensibel, wenn es besonders oft Nein sagt? Es kann durchaus sein, dass hochsensible Kinder öfter als normalsensible zu einem Nein neigen. Damit wenden sie eine Situation ab, die möglicherweise zu reizüberflutend werden könnte. In entspannten Momenten sollte Ihr Kind dann aber nicht ständig Nein sagen (müssen). Wenn es das dennoch tut, können andere Beweggründe vorliegen oder eine Zwangs- oder Verhaltensstörung.

Warum will mein Kind nicht an Kindergeburtstags- oder Familienfeiern teilnehmen? Solche Feiern bedeuten für ein hochsensibles Kind oftmals eine enorme Reizüberflutung: zu viele, vielleicht auch unbekannte

Nicht schon wieder diese Hose! Hochsensible Kinder verweigern oft frische Kleidung.

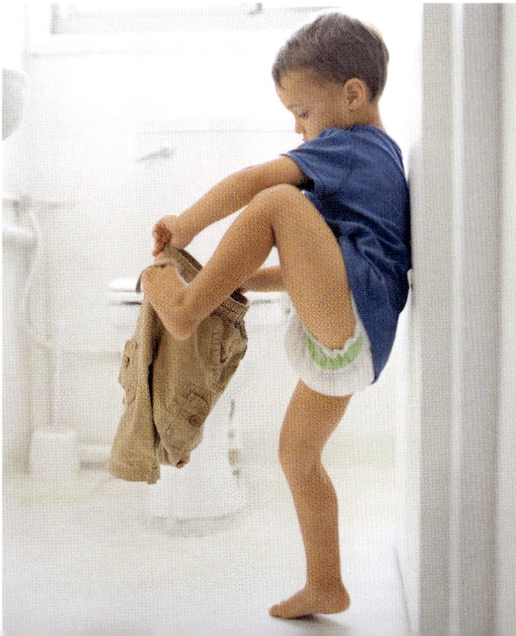

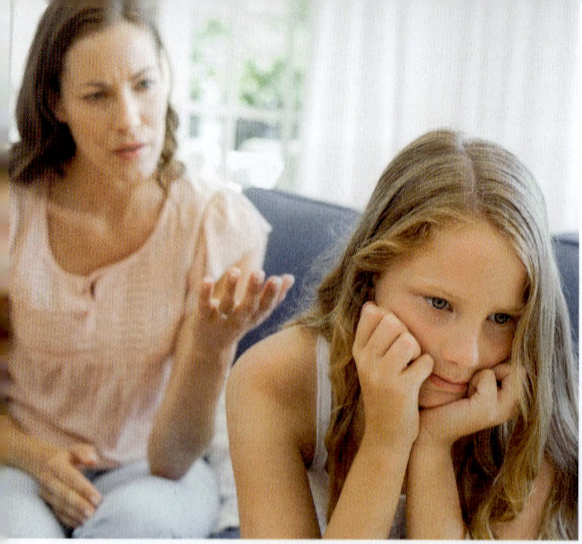

Feinfühlige Kinder stellen oft Fragen nach dem Sinn des Lebens. Antworten Sie kindgerecht.

Menschen, zu viel Lärm, keine Ruhe- oder Rückzugsmomente. Ihr Kind scheut solche Situationen intuitiv, um nicht überstimuliert zu werden ▸ **siehe dazu auch ab Seite 118.**

Warum spielt mein Kind immer verrückt, wenn ich es von der Kita / Schule abhole? Ein hochsensibles Kind ist und verhält sich oft anders als andere, doch in der Kita oder Schule passt es sich an. Das erfordert einen enormen inneren Kraftaufwand. Wie in einem Dampfkochtopf schießt dann der angesammelte Druck des Sich-Anpassens im Moment der Erleichterung »Mama / Papa ist da!« aus dem Kind heraus. Es »spielt verrückt«. Sorgen Sie für angemessenen Druckausgleich nach Kita oder Schule ▸ **siehe dazu auch Seite 44f.**

Warum stellt mein Kind viele Fragen zum Thema Tod? Das hochsensible System ist auf komplexe und tiefgehende Informationsnutzung ausgelegt. So gehört auch die Auseinandersetzung mit tief greifenden Fragen über das Leben dazu. Die Fülle und Ernsthaftigkeit der Fragen und Überlegungen ist Ausdruck der Veranlagung.

6. Schritt: Nach außen gehen

Psychologischen, medizinischen und pädagogischen Fachkräften ist Hochsensibilität oft immer noch nicht sehr geläufig. Daher scheuen viele Eltern die offene und zuweilen auch konfrontative Kommunikation mit Erziehern, Lehrern, Ärzten oder Therapeuten – leider nicht ganz zu Unrecht. Uns wird immer wieder von unsachgemäß verlaufenden Gesprächen mit Fachkräften berichtet. Lassen Sie sich nicht entmutigen. Inzwischen gibt es immer häufiger auch positiv verlaufende Elterngespräche zu diesem Thema. Und es ist hilfreich – nicht nur für Ihr Kind –, wenn Sie diesen Schritt gehen. Möglicherweise hat die Erzieherin / der Erzieher Ihrer Tochter nur wenig über das Thema Hochsensibilität gehört und kann sich nun, dank Ihrer Offenheit, informieren und auch andere Kinder in anderen Gruppen entsprechend erkennen und fördern.

Wann spreche ich über die Veranlagung meines Kindes? Warten Sie mit einer Offenlegung, bis sich das Thema für Sie selbstverständlich und stimmig genug anfühlt. Ein Gespräch sollte weder für Ihr Kind noch für

Sie unangenehme Folgen haben. Da Sie sich im Vorfeld nicht sicher sein können, welche Haltung Ihr Gegenüber einnehmen wird, bereiten Sie sich gut vor. Es kann auch sinnvoll sein, schrittweise vorzugehen. Hierbei können indirekte Fragen an die Fachkraft oder die Wahrnehmung der Zwischentöne bei Ihrem Gegenüber hilfreich sein.

Das Gespräch auf die Hochsensibilität zu lenken, ist jedoch im Falle von gravierenden und / oder anhaltenden Problemen in Kita oder Schule angeraten, vor allem dann, wenn Sie vermuten, dass die Schwierigkeiten aus einem Konflikt mit der Hochsensibilität herrühren. Ständige Reizüberflutung und ihre Folgen oder das Anderssein Ihres Kindes in der Gruppe wären solche Themen.

Mit wem spreche ich darüber? Sprechen Sie mit jedem Menschen, der Sie und Ihr Kind kennt, zu dem Sie Vertrauen haben und von dem Sie sich Verständnis und Unterstützung zu diesem Thema erhoffen oder wünschen. Das kann Ihr Partner oder Ihre Partnerin sein, die eigenen oder die Schwiegereltern, die beste Freundin oder die Babysitterin. Zusätzlich sollten Sie auch Gespräche mit den Ihr Kind begleitenden Erzieherinnen, Lehrern, Therapeuten oder dem Kinderarzt führen. Hier steht der aufklärende Charakter der Gespräche im Vordergrund.

Weiterhin können Sie auch die Möglichkeit von HSP-Elterngesprächsrunden oder ein HSP-Elterncoaching nutzen, um sich Ratschläge im Umgang mit hochsensiblen Kindern von anderen betroffenen Eltern oder einem Spezialisten zu holen. Adressen dazu finden Sie auf Seite 139.

Sollte sich mein Kind als hochsensibel »outen«? Bevor Ihr Kind sich sicht- und hörbar als hochsensibler Mensch zeigt, sollte es genügend Wissen über dieses Phänomen haben und vor allem ein gutes Selbstverständnis dazu entwickelt haben. Viele Kinder und Jugendliche scheuen diesen Schritt aus Angst vor Verunglimpfung.

Stärken Sie Ihr Kind, indem Sie ihm das Wesen der Hochsensibilität verdeutlichen sowie ihm seine eigenen, aus der Hochsensibilität heraus resultierenden Bedürfnisse, Grenzen und spezifischen Gaben aufzeigen. Es ist ratsam, dies altersgerecht und in kleinen Schritten vorzunehmen. Ihr Kind hat dann Zeit, in dieses Wissen und den Umgang damit hineinzuwachsen. Erst dadurch kann es eine stabile Haltung entwickeln.

Wichtig aus unserer Sicht ist es, dass Ihr Kind sich weder von den Informationen erschlagen fühlt, noch dass es den Eindruck gewinnt, es sei aufgrund seiner Veranlagung entweder nicht normal oder aber im übertriebenen Sinne etwas ganz Besonderes. Ersteres kann das Selbstbewusstsein erheblich schwächen, Letzteres kann ebenfalls das Ego negativ beeinflussen (Isolation, Arroganz, Überheblichkeit). Wünschenswert wäre ein »normaler« Umgang mit Hochsensibilität und ein authentisches Selbstverständnis des Betroffenen.

MERKMALE DER HOCHSENSIBILITÄT

Auf den folgenden Seiten sind noch einmal alle Aspekte zusammengefasst.

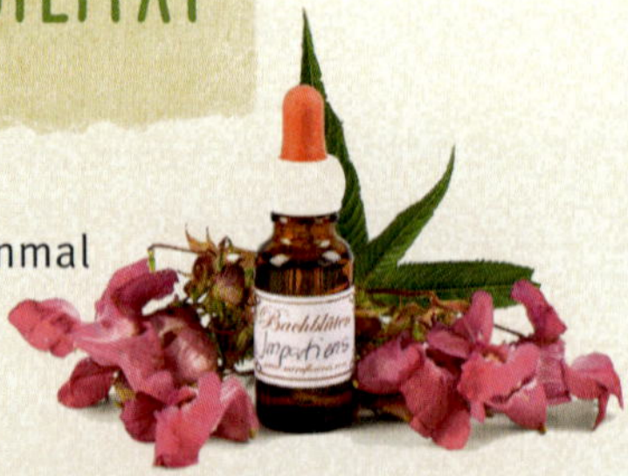

SENSORIK UND EMPFINDEN

Hohe Reizaufnahme: Die Reizaufnahme geschieht bei allen Menschen überwiegend unbewusst. Bei Hochsensiblen sind die sensorischen Aufnahmefilter gröber eingestellt, das heißt, sie sind durchlässiger und lassen mehr Informationen ins Innere eindringen.

Sensorische Empfindlichkeit: Ein hochsensibles Kind kann über alle Sinneskanäle vermehrt Reize aufnehmen.

Schnelle Überreizung: Weil das hochsensible Kind ein Vielfaches an Reizen in derselben Zeit aufnimmt als ein normalsensibles Kind, läuft sein Reizverarbeitungssystem permanent auf Hochtouren – und leider oft auch am Limit. Dementsprechend reagiert es überreizt, launisch, aggressiv, wütend oder traurig (aus Selbstschutz).

Intensive Reizverarbeitung: Das neuronale System verarbeitet und nutzt die aufgenommene Vielfalt. Dies führt in der Regel zu besonderen Leistungen (nicht automatisch auf allen Gebieten).

Größeres Bedürfnis nach (individuellen) Pausen: Für die Verarbeitung der aufgenommenen Informationen benötigt ein hochsensibles Kind mehr beziehungsweise anders getaktete (Ruhe-)Pausen.

Schnelle Erschöpfung: Die hohe Informationsaufnahme und -verarbeitung ist extrem anstrengend und benötigt viel Energie. Kann das hochsensible Kind nicht genügend Pausen einlegen oder halten die Reize an, kommt es schnell zu Erschöpfung.

Leichte Ablenkbarkeit: Das Reizverarbeitungssystem nimmt so unendlich viele Reize auf einmal auf, dass nicht immer das Wichtige vom Unwichtigen getrennt werden kann. Es besteht die Gefahr der Verzettelung und Ablenkbarkeit.

Große Neugier: Das reizoffene Filtersystem Hochsensibler »sucht« quasi nach Informationen; dies äußert sich beim hochsensiblen Kind als Neugier und großes Interesse.

Ganzheitliche Betrachtung: Die aufgenommenen Informationen werden auf vielfältige Weise verarbeitet: durch Assoziieren, Denken in Bildern, Herstellen von Analogien.

(Scheinbar) geringere Belastbarkeit: Einerseits braucht das hochsensible neuronale System zur Informationsverarbeitung mehr Pausen in unterschiedlicher Länge und zu anderen Zeiten; andererseits können zu viele unpassende Lebens- und Lernbedingungen vermehrt Stress hervorrufen. Dadurch gelangen Außenstehende oft zur (falschen) Annahme, dass Hochsensible nicht belastbar sind. Das hochsensible Kind ist durchaus belastbar, wenn die äußeren Bedingungen seine Gabe berücksichtigen.

Reges Innenleben: Erlebnisse, Gefühle und Situationen werden gedanklich und emotional vor- und nachbereitet. Dies hilft einerseits, in zukünftigen Situationen Reize zu reduzieren (ich bin vorbereitet), andererseits dient es der aktuellen Problemlösung.

Langer emotionaler »Nachhall« des Erlebten: Das System verarbeitet die vielen Wahrnehmungen intensiv. Dies führt zu einer längeren Verarbeitungsdauer.

Umgang mit Veränderung: Gewohnheiten und regelmäßige Abläufe reduzieren die Reizvielfalt (was ich kenne, gibt mir Sicherheit, überlastet mich nicht). Veränderungen unterbrechen diese Regelmäßigkeiten und verheißen zudem Unvorhersehbares. Daher neigen hochsensible Kinder dazu, sich gegen Veränderungen erst einmal zu sträuben.

GABEN UND FÄHIGKEITEN

Wahrnehmung von Details und Nuancen: Hochsensible Menschen sehen das Haar in der Suppe, finden aber auch die Nadel im Heuhaufen. Dadurch können sie in den unterschiedlichsten Lebensbereichen ungewöhnliche Leistungen erbringen.

Hohe Kreativität: Das System nimmt viele Informationen auf und verarbeitet sie. Der Ausdruck ist entsprechend vielfältig – kreativ. Darum sind viele Hochsensible auch in typisch kreativen Berufen (Künstler, Schriftsteller, Architekt, Designer) zu finden.

Intelligenz: Wo viel Stimulation vom System aufgenommen und verarbeitet wird, kann auch viel »herauskommen«. Hochsensible sind häufig überdurchschnittlich intelligent.

Überblick über Strukturen und Zusammenhänge: Der hohe Input ermöglicht einen schnellen Über- und Einblick. Viele Informationen der jeweiligen Situation werden zügig erfasst und ausgewertet.

Feines Gespür für Ästhetik und Harmonie: Ästhetik und Harmonie sind grundlegende Bedürfnisse von hochsensiblen Kindern. Sie müssen sie nicht erst »herstellen«, sie fühlen sie bereits.

Frühe geistige Reife: Die intensive Informationsaufnahme und -verarbeitung sorgt für eine schnellere kognitive Reife. Dagegen sind hochsensible Kinder emotional meist auf dem Stand ihrer Altersgenossen.

Innovative Lösungen: Die Vernetzung der reichhaltigen Informationen führt zu ungewöhnlichen Ergebnissen. Nachteil: Es wird so kompliziert gedacht, dass einfache Lösungen oft schlichtweg »übersehen« werden.

Vorausschau: Für eine gute Vorausschau ist eine Vielzahl an situativen Informationen nötig. Hochsensible Kinder können diese schnell erfassen und auswerten.

Perfektionismus: Die Vielfalt der aufgenommenen Informationen wird genutzt, um daraus das bestmögliche Ergebnis zu filtern oder zu erbringen. Der Haken daran: Die Kinder stehen sich oft selbst im Weg. Sie wollen alles so perfekt machen, dass sie gar nicht erst anfangen (durch »Über-Perfektionismus« Blockade im Handeln) oder dass sie nie fertig werden und darüber ärgerlich oder frustiert sind.

Kooperationsfähigkeit: Hochsensible Kinder spielen und lernen gern mit anderen Kindern – allerdings brauchen sie dafür die bereits bekannten Faktoren wie wenig Überreizung, kleine Gruppen, Zweier-Konstellationen und klare Strukturen.

Intuition: Viele hochsensible Kinder haben (noch) einen ungetrübten und intensiven Kontakt zu ihrem Unbewussten. Sie stellen sehr früh Fragen nach dem Sinn des Lebens, fühlen sich mit allen Lebewesen verbunden oder erspüren vielleicht Tage vorher ein Ereignis, das dann auch eintrifft. Die positive (»Erzähl mal«) oder negative (»Du spinnst«) Reaktion der Umwelt bestimmt, ob das Kind seine Intuition behält oder ablegt.

Zuverlässigkeit und Hilfsbereitschaft: Diese Eigenschaften basieren auf dem Harmoniebedürfnis und der Empathie; viele hochsensible Kinder sind sehr zuverlässig und hilfsbereit, sie haben ein Bedürfnis danach, wenn es für sie Sinn macht. Darum arbeiten viele Hochsensible in sozialen Berufen.

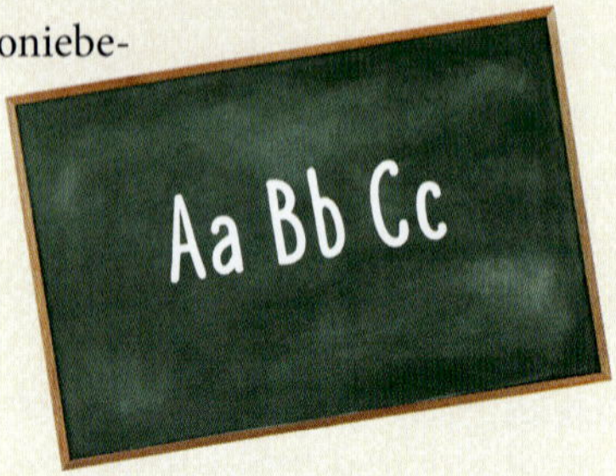

Sozialverhalten in Gruppen: Hochsensible Kinder sorgen oft für gerechte Situationen, sind mitfühlend (wenn sich ein Kind verletzt hat) oder sanft im Umgang miteinander. Sie wählen deshalb häufig den Beruf des Mediators oder Coaches.

Feiner situativer Humor: Diese Form des Humors wird möglich durch die vielfältigen Informationen und ihre Verknüpfungen untereinander, vorzugsweise im Unbewussten.

SOZIALES LEBEN UND LERNEN

Vermeintlich geringere Konzentration: Das System des Kindes saugt jede Kleinigkeit auf und scheint dabei den Hauptschauplatz des Geschehens (zum Beispiel die Biologie-Klassenarbeit) zu verlassen. Aber meist bekommen die Kinder doch vieles mit.

Vielseitige Interessen: Das neuronale System des hochsensiblen Kindes verfügt über die Fähigkeit, viele Informationen aufzunehmen. Dies zeigt sich unter Umständen auch in vielfältigen Interessen.

Empathie: Wo viel wahrgenommen wird, wird auch viel von anderen empfangen – Mimik, Gestik, Stimmlage, Botschaften zwischen den Zeilen etc. Hochsensible Kinder verfügen über ein hohes Maß an Empathie.

Detailgenauigkeit: Entsprechend der hohen Stimulationsaufnahme sind auch Handlungsprozesse – wenn das Kind motiviert ist – entsprechend »detailverliebt«. Eine Aufgabe in der Schule wird zum Beispiel sehr akribisch ausgeführt, auf einem Landschaftsbild befinden sich dann nicht nur Sonne, Wald, See und ein Haus, sondern alles wird bis ins kleinste Detail gemalt.

Verantwortungsbewusstsein: Die Kombination aus Detailblick und Erkennen von (komplexeren) Zusammenhängen führt zu einem Weitblick und dieser wiederum zu einem verstärkten Verantwortungsbewusstsein für sich und die Gruppe. Das heißt aber nicht, dass hochsensible Kinder immer das tun, was Erwachsene oder andere Kinder als stimmig empfinden.

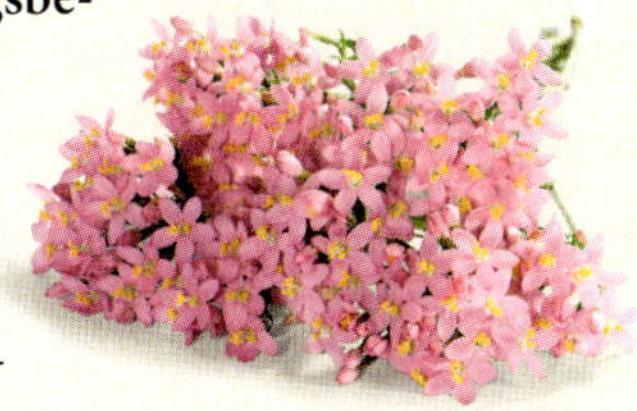

Ausgeprägter Gerechtigkeitssinn: Das starke Harmonieempfinden signalisiert hochsensiblen Kindern, wenn es nicht gerecht zugeht. Diese Unstimmigkeit ist für sie kaum erträglich. Daher melden sich – auch sonst stille – hochsensible Kinder in diesen Fällen oft zu Wort.

Umgang mit Druck von außen: Hochsensible Kinder neigen zu Perfektionismus. Dadurch setzen sie sich selbst schon unter großen inneren Druck. Druck von außen bringt das Fass leicht zum Überlaufen. Das kann sich in Verweigerung oder aggressiven Verhaltensweisen äußern.

Eigenes Lerntempo: Durch die hohe Informationsaufnahme sind Pausen oder die nächsten Lernschritte zu anderen Zeiten und von anderer Dauer nötig.

Leichte Beeinflussbarkeit durch Stimmungen anderer: Die starke Anpassung führt auch zur »Anpassung« an die Stimmung anderer in dem Sinne: Ich fühle mich so wie du. Abgrenzung fällt oft sehr schwer.

No Smalltalk: Smalltalk hat für das komplexe Hochsensiblen-System zu wenig Tiefgang. Hochsensible Kinder suchen sich dann lieber ältere Kinder, ziehen sich aus dem Kontakt zurück oder werden aus Ungeduld besserwisserisch.

Brauchen »lange«, um zu antworten: Da mehr Komponenten als bei normalsensiblen Kindern bezüglich einer Frage oder Aufgabe überdacht oder überprüft werden, antworten hochsensible Kinder meist nicht sofort.

Meiden von großen Gruppen oder Menschenmassen: Hier kommen zu viele Reize zusammen, die nicht »ausgeblendet« werden können. Die Folge wäre Reizüberflutung.

Schüchternheit: Die meisten hochsensiblen Kinder sind introvertiert, das heißt, sie beobachten erst und handeln später ▸ siehe Seite 117. Dieses Sammeln von Informationen und Abwägen von Möglichkeiten wird oft als Schüchternheit fehlinterpretiert.

Ängstlichkeit: Viele (neue) Situationen sind unüberschaubar. Darum beschäftigen sich hochsensible Kinder vermehrt damit und können mit Abwehr und Angst reagieren.

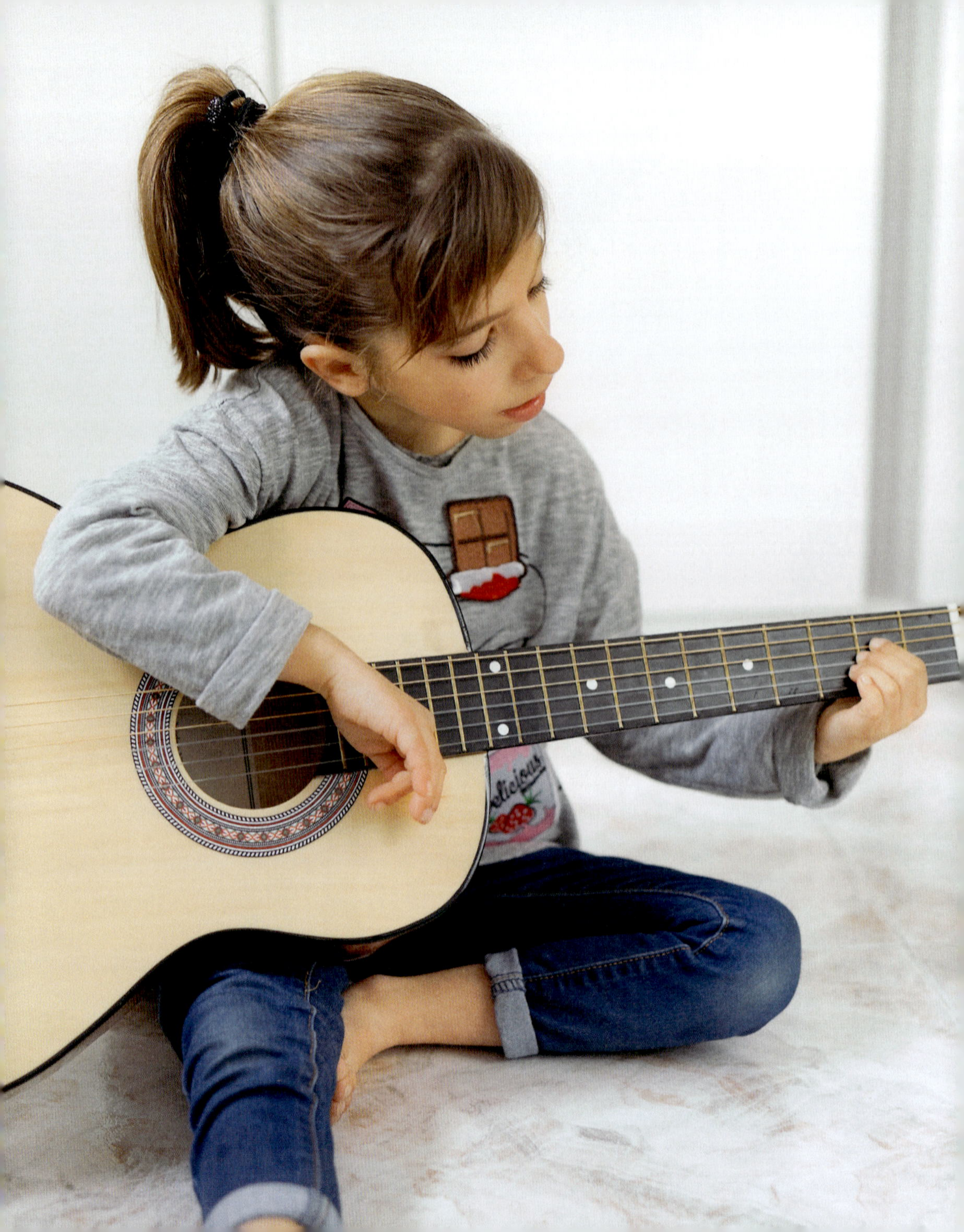

LEBEN MIT DEM HOCHSENSIBLEN KIND

DER UMGANG MIT EINEM FEINFÜHLIGEN KIND STELLT ELTERN, LEHRER ODER ÄRZTE VOR BESONDERE HERAUSFORDERUNGEN. IN DIESEM KAPITEL INFORMIEREN WIR SIE ÜBER SPEZIELLE AUSWIRKUNGEN UND HILFREICHE SCHRITTE FÜR DEN ALLTAG MIT EINEM HOCHSENSIBLEN KIND.

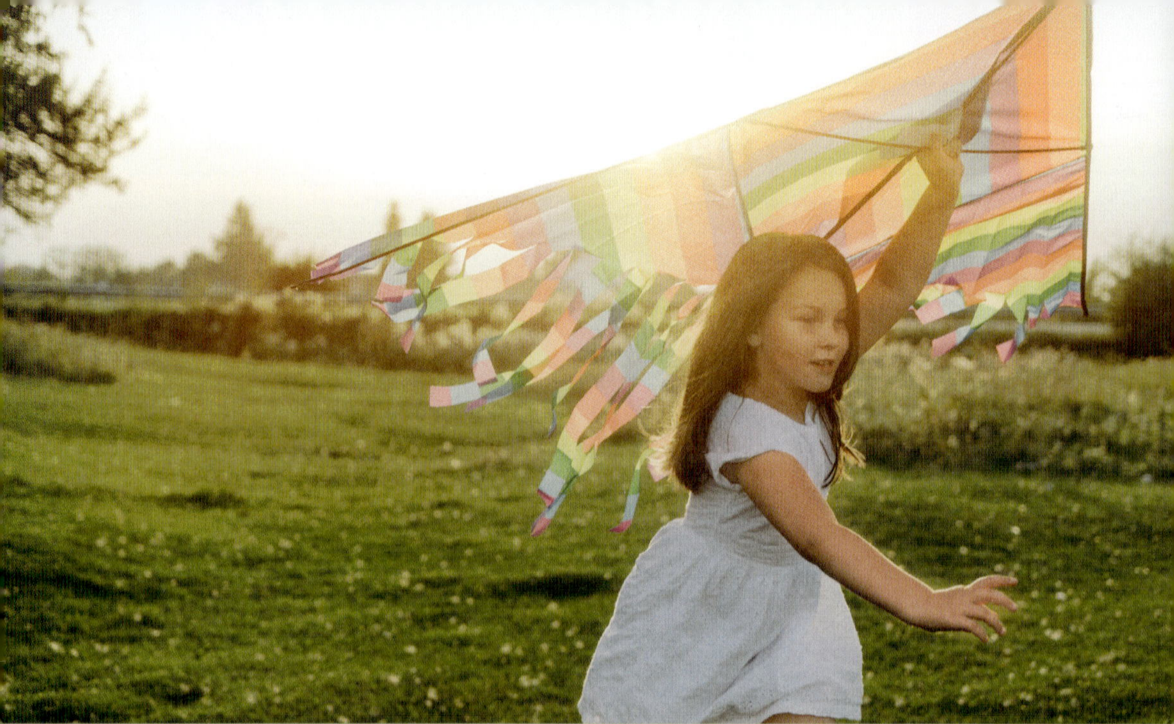

DAS HOCHSENSIBLE KIND KENNENLERNEN

Wie äußert sich Hochsensibilität?

Sie wissen bereits, dass Ihr Kind hochsensibel ist? Oder Sie selbst sind hochsensibel und wissen, dass dies vererblich ist, und nun möchten Sie erfahren, ob Ihr Kind ebenfalls diese Charaktereigenschaft hat? Bereits im Säuglings- und Kleinkindalter offenbaren sich hochsensible Züge, wenn man die Kinder genau beobachtet und wenn man das Phänomen kennt. Hochsensibilität kann sich auf vielerlei Weise zeigen, etwa durch schnellere und intensivere Verhaltensreaktionen, besondere Interessen oder durch die Neigung, einerseits durch Überstimulation schnell überreizt zu sein und andererseits sich rasch zu langweilen. Auf diese typischen Merkmale möchten wir auf den nächsten Seiten eingehen.

Anders sein: Außenseiter – Mobbing – Grenzgänger

Vielleicht denken Sie schon lange, Ihr Kind sei »irgendwie anders«, verstehen aber nicht, was anders ist, und können sein Verhalten oder sein Wesen Ihnen bekannten Phänomenen nicht zuordnen. Irritation und Verunsicherung sind die Folgen.

Auch in Kita und Schule beobachten Erzieher und Lehrkräfte vielleicht ungewöhnliche Verhaltensweisen wie Isolation oder extreme Schüchternheit. Diese Anzeichen für eine Hochsensibilität werden oft nicht verstanden. Aus Unsicherheit heraus reagieren Eltern und Erzieher / innen im ungünstigsten Fall, indem sie das hochsensible Kind maßregeln, abwerten oder auch stigmatisieren.

Reaktion des hochsensiblen Kindes auf Ablehnung: Ihr hochsensibles Kind erfährt somit Unverständnis oder Ablehnung durch Sie als Eltern oder durch andere Menschen, ohne dass es die Reaktionen versteht. Aus seiner Sicht hat Ihr Kind ja stimmig gehandelt. Es wird immer mehr verunsichert und zieht sich als Folge entweder in sich selbst zurück und wird zum Eigenbrötler oder aber es zeigt ein aggressives, wütendes Verhalten. Sowohl Rückzug als auch Aggression kann zu weiterer Ablehnung durch die Umwelt, vor allem auch durch die anderen Kinder in Kita oder Schule führen, denn sie verstehen das hochsensible Kind wiederum nicht. So kommt ein negativer Teufelskreis in Gang.

Überstimulation

… durch Überreizung: Nur etwa vier Prozent aller Sinneseindrücke gelangen in unser Bewusstsein, das bedeutet, der Großteil der Reize entzieht sich der direkten Wahrnehmung. Allerdings wird eine Überreizung an der Reaktion unseres Körpers (zum Beispiel Kopfschmerzen, Herzrasen) und an unseren Gefühlen (unter anderem Angst, Traurigkeit) ersichtlich. Als Erwachsene können wir – wenn wir achtsam sind – darauf angemessen reagieren.

Hochsensible Kinder, die über ihr sensorisches System zu viele Reize aufnehmen, können in der Regel diesen Umstand (noch) nicht benennen. Überreizung äußert sich

Sein besonderes Wesen kann dazu führen, dass ein hochsensibles Kind allein bleibt.

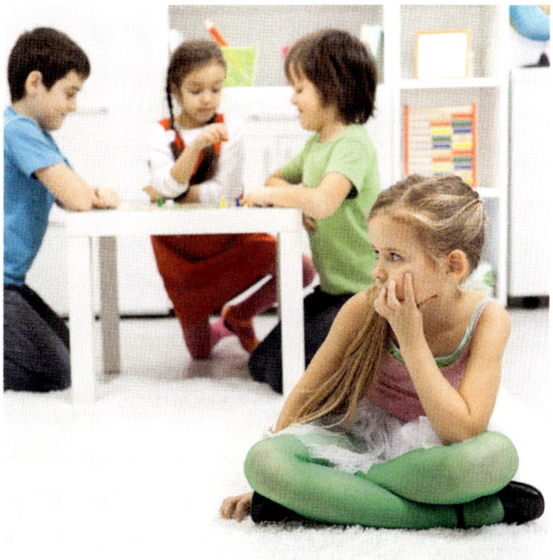

hier unter anderem durch Unruhe, Unkonzentriertheit, Gereiztheit oder Unwillen.

… durch Unterforderung: Fühlt sich ein hochsensibles Kind permanent unterfordert, dann kann der Zustand ernsthaft krank machen. Seit ein paar Jahren ist bekannt, dass bei chronischer Unterforderung die gleichen Symptome auftreten wie beim Burnout (chronische Überforderung): Erschöpfung, Niedergeschlagenheit, Depression, Kopfschmerzen, Magen-Darm-Beschwerden, Schwindel, Leistungsabfall. Als Pendant zum Burnout bezeichnet man dieses Krankheitsbild als Bore-out (von to bore = sich langweilen). Hochsensible Kinder sind anfällig für ein Bore-out.

Achten Sie darauf, dass Ihr hochsensibles Kind nicht zu lang starken Reizen ausgesetzt ist.

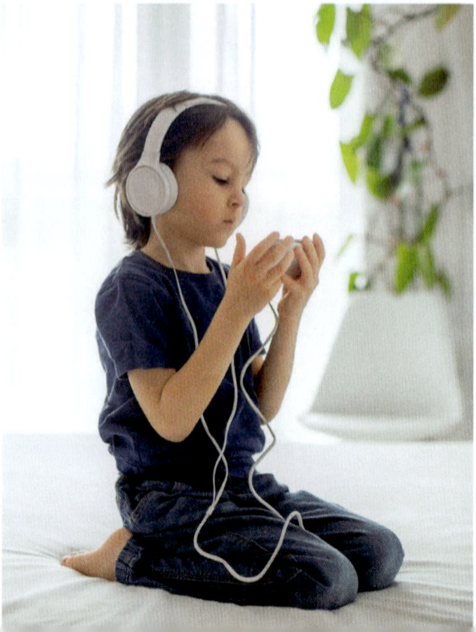

… sowohl durch Überreizung als auch Unterforderung: Hochsensible Kinder können einerseits von zu vielen Geräuschen, Gerüchen, Menschen und anderem sensorisch überreizt sein, inhaltlich sich jedoch schnell unterfordert fühlen. Das erscheint erst einmal paradox, da das hochsensible Kind ja vor allem mit Reizüberflutung zu kämpfen hat. Aber viele gehaltvolle Informationen sind für das neuronale System des hochsensiblen Kindes essenziell. Klasse statt Masse sozusagen. Da ist das Spielzeug schnell zu langweilig, die Aufgabenstellung in der Schule zu simpel. Da das feinfühlige Kind diese zweischneidige Situation, unter der es leidet, unter Umständen nicht erläutern kann, zeigt es seinen Unmut durch unpassendes Verhalten: Es stört, redet dazwischen, ist zappelig, aggressiv, wütend oder weinerlich. Wenn es dabei fahrig und nervös wirkt, wird dem Kind leicht eine Konzentrationsstörung attestiert, obwohl es hochsensibel, aber unterfordert ist.

Hunger

Auf einen fallenden Blutzuckerspiegel reagieren viele hochsensible Kinder rascher als normalsensible mit Leistungsabfall und Gemütsschwankungen (schlechte Laune, Aggressivität).

Hohes Maß an Kreativität

Viele hochsensible Kinder beginnen recht früh zu sprechen und verfügen allgemein

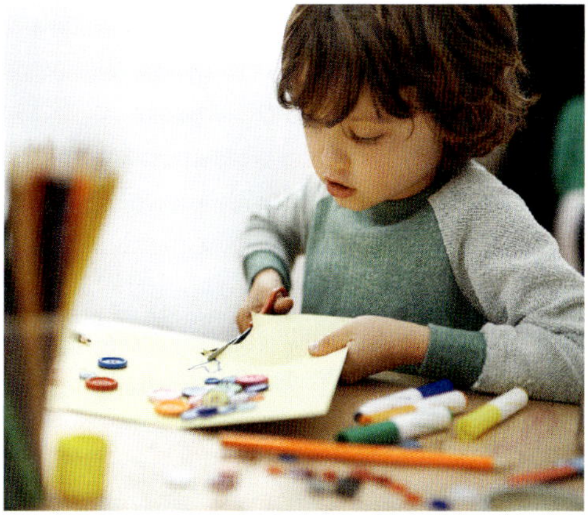

Hochsensible Kinder sind besonders häufig sehr kreativ und betätigen sich künstlerisch.

über ein gutes Sprachverständnis. Auch neigen sie zu speziellen Interessen oder zu ausgefallener Kreativität, sie erfinden zum Beispiel Regeln von Gesellschaftsspielen neu.

Suche nach Sinnhaftigkeit

Ist Ihr Kind manchmal »dickköpfig«, stur oder unflexibel, kann aber seine Sturheit gut begründen, dann hängt dies mit seiner Hochsensibilität zusammen. Feinfühlige Menschen haben ein starkes Bedürfnis nach Sinnhaftigkeit – abhängig von den eigenen inneren Werten und Bedürfnissen. Auch bei den Kleinen ist dieses Empfinden schon stark ausgeprägt.

Es macht für Ihr hochsensibles Kind keinen Sinn, ein Spiel immer wieder zu spielen, wenn es die darin liegende Lernaufgabe bereits bewältigt hat und das Bedürfnis nach weiteren Herausforderungen verspürt. Dann verweigert es womöglich das Spiel. Wenn Ihr Kind Ihnen allerdings diesen inneren Konflikt nicht vermitteln kann, weil es zum Beispiel noch nicht oder nur wenige Worte spricht, wird es sich der »unsinnigen« Situation durch Bockigkeit, Ärger, Wutausbrüche oder Sturheit entziehen.

Übermäßige Anpassung

Anpassung ist die Voraussetzung für das Überleben des Einzelnen in der Gruppe. Kritisch wird es dann, wenn Anpassung übermäßig stark gelebt wird. Gewinnt der Wunsch nach Anerkennung bei Ihrem Kind die Oberhand über das Bedürfnis nach Individualität, dann wird es mit aller Kraft versuchen, sich an die Gruppe anzupassen. Diese Haltung kostet viel Energie, und nicht selten bleiben die inneren Potenziale – zumindest in Teilen – dabei auf der Strecke. In diesem Sinn kann Leistungsverweigerung in der Schule zum Beispiel ein Hinweis auf ein verstärktes Anpassungsverhalten Ihres Kindes sein. Nicht alle hochsensiblen Kinder passen sich allerdings übermäßig an, einige suchen sich bestimmte Bereiche aus, andere nur gewisse Situationen.

Scheinbar geringere Belastbarkeit / Hang zur Langeweile

Durch die enorme Menge der Informationen, die das System hochsensibler Kinder aufnimmt, erscheint es oft so, dass sie weniger belastbar, leichter ablenkbar sind und/ oder sich vermeintlich nur sehr schwer auf eine Sache konzentrieren können. Drei scheinbar sehr unterschiedliche Sachverhalte, die aber miteinander verknüpft sind. War Ihr Kind an einem Kindergartenvormittag zum Beispiel sehr vielen unterschiedlichen Situationen ausgesetzt, wurden viele unterschiedliche Spiele in einem kurzen Zeitraum gespielt, wurde dann gebastelt und hinterher noch ein Theaterstück eingeübt, dann überreizt dies das System Ihres Kindes, es benötigt Ruhe und Pausen, um die Eindrücke zu verarbeiten und sozusagen Platz für neue zu schaffen. Intuitiv wenden sich überreizte Kinder dann von der Aufgabe ab, sie wirken unkonzentriert. Oder Sie haben vielleicht an anderer Stelle schon selbst beobachtet oder berichtet bekommen, dass Ihr Kind »nicht am Ball bleibt«. Ursache könnte hier eine Unterforderung mangels gehaltvoller Anregung sein, das System langweilt sich sozusagen mit einer eintönigen, wenig abwechslungsreichen Aufgabe. Auch in diesem Fall neigen hochsensible Kinder dazu, sich von der Aufgabe abzuwenden.

INFO

KONFLIKTPOTENZIAL

Die Hochsensibilität ist ein sehr grundlegender und starker Wesenszug, der sich immer Gehör und Raum zu verschaffen versucht. Wenn dies nicht möglich ist, weil zum Beispiel Eltern die feinfühligen Bedürfnisse ihres Kindes nicht erkennen oder durch die anderen Kinder in der Kita oder der Schulklasse das Nervensystem schnell überreizt ist oder sich das Kind mit langweiligen Aufgaben herumplagt, kann das beim Kind auf Dauer zu psychischen und körperlichen Belastungen führen. Die Gefahr dabei ist oftmals, dass aus Unkenntnis über die Veranlagung andere Ursachen vermutet werden und das hochsensible Kind nicht gefördert wird. Auch kann das Kind in Unkenntnis über die möglicherweise vorliegende Hochsensibilität häufig zurechtgewiesen werden, seine der Hochsensibilität geschuldeten Wünsche werden nicht verstanden und sein Verhalten wird als unpassend, fehlerhaft oder störend gewertet. Das Kind spürt diese Zurückweisung oft schon als Säugling oder Kleinkind und beginnt sich zu schützen, indem es sich an die Umgebung anpasst und seine Gaben und Empfindungen vor der Außenwelt verbirgt. Dieser Konflikt führt leider oft zu mannigfaltigen Problemen.

Umgang mit Veränderung

Für hochsensible Kinder ist jeder Tag und jede Situation immer wieder zumindest in Nuancen neu. Gestern hingen nur rote Jacken an der Garderobe im Kindergarten, heute sind zwei blaue hinzugekommen, das Kartoffelpüree schmeckte am Sonntag salziger als noch Tage vorher, der Pullover duftet anders (aha, er wurde mit einem neuen Waschpulver gewaschen).

Selbst vertraute Alltagssituationen beinhalten für hochsensible Kinder also immer wieder neue Informationen und in der Folge die Auseinandersetzung und Verarbeitung dieser. Das ist sehr anstrengend. Kommen neue Situationen hinzu, zum Beispiel ein neuer Lehrer, eine spontane Überraschungsparty oder kurzfristige Änderung der Urlaubspläne, dann können diese Veränderungen mit der einhergehenden Informationsflut das Kind in schwere Krisen stürzen. Die Kinder reagieren dann »schwierig«, mit Rückzug oder Widerwillen, sind schlecht gelaunt, aggressiv oder traurig.

Für Sie als Eltern ist das bisweilen sehr frustrierend, vor allem wenn für Sie oder für andere Personen im Umfeld die Veränderung mit positiven Erwartungen und Gefühlen verbunden ist: Die neue Wohnung ist schöner und größer, statt auf den immer gleichen Bauernhof geht es wie lange ersehnt auf eine Insel, endlich findet die Überraschungs-Geburtstagsparty statt oder etwas anderes Schönes.

Ausgeprägter Gerechtigkeitssinn

Hochsensible Kinder haben ein geradezu natürliches Gespür für Gerechtigkeit. Einer der Gründe dafür scheint in ihrer hohen Empathiefähigkeit zu liegen. Oft sind es die hochsensiblen Kinder, die im Kindergarten oder in der Schule von sich aus einen Streit unter Kameraden schlichten oder zu Hause von einem ungerechten Verhalten des Lehrers einem Schüler gegenüber erzählen. Sie bitten womöglich auch die eigenen Eltern, sich in irgendeiner Form zu engagieren, um dem Unrecht ein Ende zu setzen. Ungerechtigkeit, die sie selbst oder die andere erfahren, trifft sie sozusagen in ihr Herz. Physische Reaktionen wie ein beschleunigter Puls, Kopfschmerzen oder Schlafstörungen können neben Gedankenkreisen auftreten, wenn hochsensible Kinder unter ungerechten Situationen leiden oder sich diese zu eigen machen.

(Zu) erwachsenes Verhalten

Die hohe Empathiefähigkeit, der ausgeprägte Gerechtigkeitssinn zusammen mit der Fülle an Informationen, die das hochsensible Kind permanent aufnimmt, die ihm also auch zur Verfügung stehen, lässt es oft in den Augen seiner Umwelt als das erscheinen, was man früher mit dem Begriff »altklug« bezeichnete. Das hochsensible Kind weiß und erspürt sehr viel und äußert sein Wissen, weil es ihm selbstverständlich ist. Die Gefahr besteht darin, dass Sie als Eltern oder dass andere Erwachsene das Kind nicht kindgerecht behandeln, sondern aufgrund seiner altersuntypischen Fähigkeiten davon ausgehen, es könne schwierige Situationen problemlos meistern. Oft ist das aber gerade auf der emotionalen Ebene nicht der Fall. Wenn Sie Ihrem hochsensiblen Kind zum Beispiel mitteilen, dass die Familie in eine andere Stadt zieht, dann kann es alle Argumente und Informationen über diese Neuigkeit aufnehmen und auch an Dritte umfassend und verständnisvoll weitergeben. Außenstehende mögen denken, wie erwachsen das Kind in einer solchen Situation bereits wirkt. Emotional jedoch reagiert es sehr wahrscheinlich altersgerecht, das bedeutet, es ist verständlicherweise emotional verunsichert, möchte aufgefangen oder in dieser Zeit vermehrt getröstet und in den Arm genommen werden.

Entscheidungsschwierigkeiten / braucht Zeit zum Antworten

Aus allen Informationen, die Ihr Kind sammelt und aufnimmt, muss es die wichtigen von den unwichtigen trennen, diese sortieren, gewichten, die Argumente für oder gegen eine Entscheidung abwägen. Das kann viel Zeit in Anspruch nehmen und immer wieder zum Erstaunen oder auch zu Verärgerung führen, wenn Sie nicht sofort, sondern erst ein paar Stunden oder mitunter Tage später eine Antwort auf Ihre Frage erhalten. Dieses Verhalten ist für hochsensible

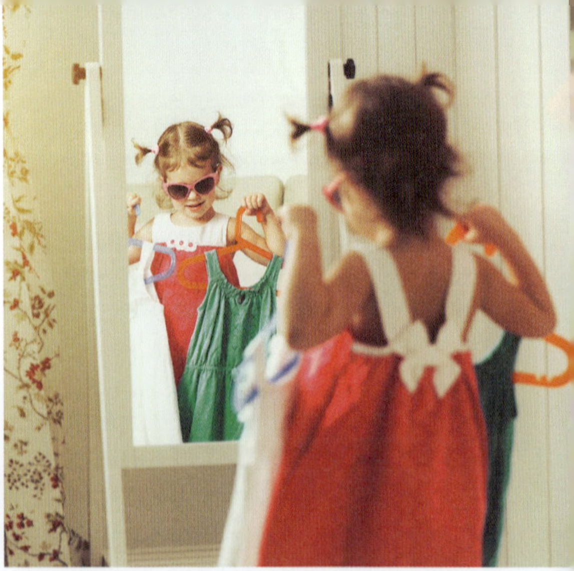

»Was soll ich nur anziehen?« Die Entscheidung fällt hochsensiblen Kindern oft schwer.

Kinder nicht ungewöhnlich. Hochsensible Kinder tun sich mit alltäglichen kleinen und großen Entscheidungen schwer, geraten zuweilen auch in totale Verzweiflung, wenn sie die Fülle der Möglichkeiten überflutet: »Soll ich mich mit Max oder mit Ina verabreden?« »Soll ich das Kleid oder die Hose anziehen?« »Soll ich im Restaurant Nudeln oder Pizza bestellen?« »Soll ich Trompete oder Querflöte lernen?«

Schüchternheit

Hochsensible Kinder werden von der Außenwelt oft als schüchtern, schamhaft, schweigsam oder melancholisch wahrgenommen. Die Zurückgenommenheit und Vorsichtigkeit im Umgang mit anderen entspricht ihrem Wesen und ist dem Umstand geschuldet, dass die meisten Hochsensiblen erst beobachten und dann handeln. Die Phase der Beobachtung wird meist als Schüchternheit fehlinterpretiert. Zusätzlich sind die meisten hochsensiblen Kinder introvertiert, treten also generell nach außen hin nicht so aktiv und dominant auf.

Stärkere Reaktion auf Medikamente

Hochsensible Kinder zeigen häufig andere Reaktionen auf herkömmliche Medikamente; sie reagieren in vielen Fällen schneller oder auch stärker auf die gleiche Dosis eines bestimmten Medikaments als normalsensible. Vermehrte Nebenwirkungen oder auch paradoxe Reaktionen treten auf, das heißt, dass zum Beispiel eine die Haut beruhigende Salbe das Gegenteil bewirkt. Weiterhin empfinden sie Schmerzen stärker, sie leiden häufiger unter Kopfschmerzen und Allergien. Arztbesuche, ärztliche Behandlungen, die mit invasiven Maßnahmen wie zum Beispiel Injektionen einhergehen, und auch Krankenhausaufenthalte bergen für hochsensible Kinder ein noch höheres Stresspotenzial, als sie schon für normalsensible Kinder bedeuten. Auch auf der psychischen Ebene reagiert Ihr Kind eventuell besonders. Extreme Gefühlsäußerungen sind häufig.

WICHTIG

BITTE BEACHTEN

Informieren Sie Ihren Kinderarzt darüber, dass Ihr Kind hochsensibel ist, damit er gegebenenfalls die Medikamentenwahl oder die Dosis anpassen kann. Achten Sie in jedem Fall auf die Reaktion Ihres Kindes, wenn es Medikamente einnimmt.

Reagiert Ihr Kind auf ein Medikament außergewöhnlich oder stark, dann setzen Sie das Medikament sofort ab und wenden sich an Ihren Kinderarzt.

Perfektionismus

Muss Ihr Sohn, damit er zufrieden ist und es ihm gut geht, das Bild unbedingt mit allen Details fertig malen, bevor er zum Essen kommt? Oder wird Ihre Tochter ungehalten, wenn das Puppenarrangement nur geringfügig »anders« aufgebaut wurde als gewöhnlich? Perfektionismus ist bei den meisten hochsensiblen Kindern stark ausgeprägt – allerdings nicht in allen Bereichen gleichermaßen. So müssen die Püppchen oder Bausteine am Ende des Tages immer in einer bestimmten Konstellation stehen, Schuhe und Kleidung werden aber unter Umständen gern im Zimmer verteilt. Es gibt zwar ordnungsliebende hochsensible Kinder, dies ist aber nicht die Regel.

Gerade bei Kindern kann das große Perfektionsbedürfnis zu einem (Lern-)Hemmschuh werden. Etliche Eltern berichten, dass ihr Kind – auch schon als Kleinkind – bestimmte Lernschritte kategorisch verweigerte, da es spürte, dass das Ergebnis nicht dem – perfekten – inneren Bild entspricht. Das heißt, es macht sich aus dem genannten Grund erst gar nicht die Mühe, eine Aufgabe weiterhin zu wiederholen oder zu »üben«.

Reges Innenleben und Gefühlsflut

Verliert sich der Blick Ihres Kindes hin und wieder in unendlichen Weiten? Oder spricht Ihr Kind über Empfindungen, die Sie in der Art und Intensität nicht nachvollziehen können? Dies ist bei hochsensiblen Kindern nicht ungewöhnlich. Vieles von dem, was Ihr Kind wahrnimmt, wird innerlich verarbeitet und führt zu heftigen Empfindungen. So denkt Ihr feinfühliges Kind möglicherweise viel über essenzielle Themen des Lebens wie Tod oder Sinnhaftigkeit nach. Auch neigen hochsensible Kinder dazu, Situationen gedanklich und emotional im Vor- und Nachhinein immer wieder durchzuspielen. Normalsensible Kinder sprechen Dinge an, die sie beschäftigen. Aber sie können diese Dinge auch schnell wieder vergessen. Hochsensible Kinder beschäftigen sich dagegen gedanklich bis ins kleinste Detail und entwerfen in ihrem Kopf innere Bilder zu dem, was sie erwartet. Dabei stellen sie sich (herausfordernde) Gespräche wie ein Theaterstück vor und führen innere Monologe. Sie reflektieren Erlebtes immer und immer wieder und überprüfen beziehungsweise bewerten, welcher Satz und welche Handlung gut oder schlecht gewesen sind. Auf diese Weise sortieren Hochsensible für sie nicht stimmige Verhaltensweisen aus, entwickeln neue Handlungsoptionen und bereiten sich auf zukünftige Situationen vor. Oft erwecken die Kinder in diesen Phasen, in denen sie »grübeln«, den Eindruck, als ob sie unkonzentriert, abwesend oder desinteressiert seien.

Ängste, Panik, Wut

Angst ist eine angeborene Schutzreaktion. Sie bewahrt uns davor, in gefährliche Situationen zu geraten. Das Gefühl der Angst kann sich aber auch verselbstständigen, vor allem dann, wenn wir in Bezug auf be-

Gehen Sie einkaufen, wenn wenig los ist. Viele Menschen können Ihrem Kind Angst machen.

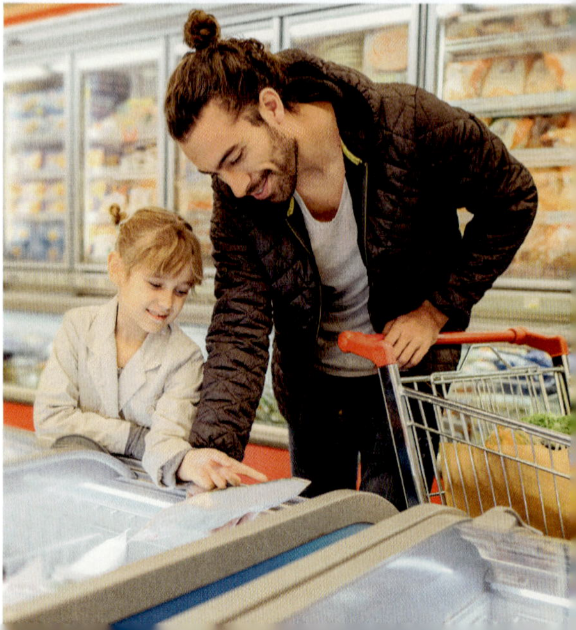

WICHTIG

ZUM KINDERARZT!
Selbstverständlich gibt es auch eine Vielzahl von Ängsten und Gründen für Panik bei einem Kind, die nicht auf erzieherischen Maßnahmen oder auf von den Eltern auf ihre Kinder übertragenen Ängsten beruhen. Leidet Ihr Kind erstmals oder regelmäßig unter Panikattacken, dann sollten Sie diese von Ihrem Kinderarzt oder von einem Psychologen abklären lassen.

stimmte Fähigkeiten nicht genügend Selbstvertrauen entwickelt haben.
Typische Ängste hochsensibler Kinder betreffen unter anderem unbekannte Menschen, große Gruppen, Menschenansammlungen, bestimmte Aufgaben (Prüfungen), enge Räume, Tiere (Spinnen, Schlangen, Insekten) oder körperliche Angriffe.
Bei feinfühligen Kindern können Ängste sowohl durch Überreizung als auch durch Unterforderung entstehen. Während bei Ersterer das System die zu verarbeitenden Reize nicht mehr bewältigen kann und dieses Gefühl (Ausgeliefertsein, Ohnmacht) Angst erzeugt, traut sich das Kind bei Unterforderung die Aufgabe nicht zu. Es ist zum Beispiel jahrelang zur Schule gefahren worden und will nun nicht allein den Weg bewältigen. Auch überprotektives Verhalten, wenn Sie als Eltern Ihrem Kind zum Beispiel das Fahrradfahren als Schutz vor einem Unfall nicht erlaubt haben, kann Angst im Zusammenhang mit der Aufgabe (»Fahrradfahren ist gefährlich«) bis in spätere Entwicklungsphasen auslösen.
Panik: Ängste – vor allem unbewältigte – können zu Panik führen, das heißt zu einem Zustand extremster Angst vor der tatsächlichen oder auch »eingebildeten« Bedrohung. Panik ist eine Stresssituation, die mit körperlichen Symptomen wie Schwindel, Herzrasen, Atemnot, Schweißausbruch und Zittern einhergeht. Kinder schreien, schlagen um sich oder aber sind wie paralysiert.
Im ungünstigsten Fall kann sich aus einem unzureichenden Lernschritt (wie Fahrradfahren) zuerst eine Ängstlichkeit, später eine ausgewachsene Angst und noch später eine Panik entwickeln.
Wut entwickelt sich gemeinhin aus nicht bewältigtem Ärger. Bei hochsensiblen Kindern kann Wut aber auch Ausdruck eines völlig überlasteten Reizverarbeitungssystems sein. Einige hochsensible Kinder neigen zu (plötzlichen) Wutausbrüchen, die das Umfeld in der Situation möglicherweise nicht nachvollziehen kann, da es nicht mitbekommen hat, dass sich die Überreizung in kleinen Schritten allmählich aufgebaut hat.
Bei Jungen gilt es, einen weiteren Aspekt zu berücksichtigen: Sie reagieren oft mit Wutausbrüchen, wenn sie eigentlich traurig sind.

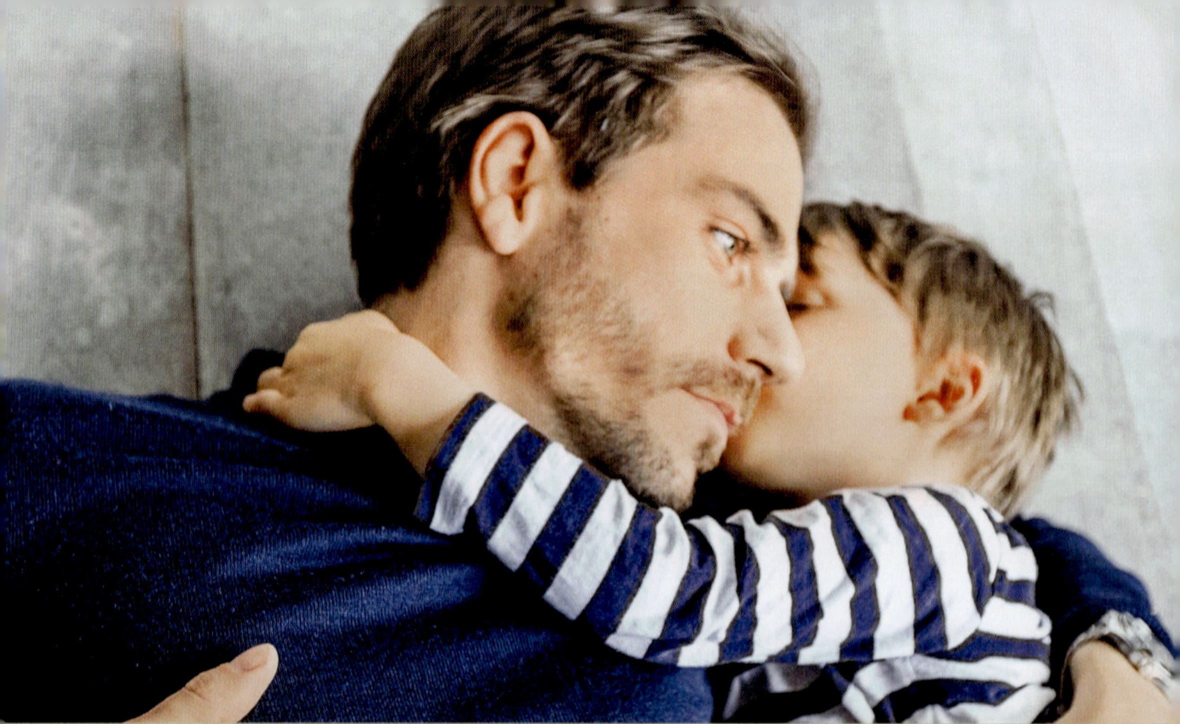

RICHTIG UMGEHEN MIT DEM FEINFÜHLIGEN KIND

Pädagogische und psychologische Aspekte der Erziehung

Elaine Aron ▸ **siehe Seite 10** hat den Satz geprägt: »Um ein außergewöhnliches Kind großzuziehen, muss man bereit sein, sich auf ein außergewöhnliches Kind einzulassen.« In der Tat erfordern ungewöhnliche Wesenszüge einen ungewöhnlichen Umgang mit ihnen. Darum sind Tipps und Lösungen für normalsensible Kinder, wie sie in klassischen Erziehungsratgebern zu finden sind, für Ihr hochsensibles Kind oft nicht wirklich hilfreich, denn sie berücksichtigen nicht seine spezifischen Wesensmerkmale und Bedürfnisse. Seien Sie offen für außergewöhnliche Wege mit Ihrem außergewöhnlichen Kind. Dabei darf hier »außergewöhnlich« nicht wertend im Sinne von »besser« oder »besonders« verstanden werden.

Beobachten Sie Ihr Kind. Was mag es, was nicht? Was macht es auf seine Weise, wo braucht es Ihre liebevolle Unterstützung oder die Vorgabe klarer Strukturen? Kinder sagen uns durch ihr Verhalten, wie es ihnen geht und was sie benötigen.
Der klassische Erziehungstipp, Ihr Kind mit Belohnungen zum raschen Erledigen der Hausaufgaben nach der Schule zu animieren, ist zum Beispiel wenig sinnvoll, wenn Ihre hochsensible Tochter völlig überreizt, erschöpft und fahrig aus der Schule kommt. Sie benötigt stattdessen erst einmal Zeit, um ihr Reizverarbeitungssystem wieder zu beruhigen. Ein späterer Zeitpunkt für die Hausaufgaben, nachdem sich Ihre Tochter erst für einen Moment in ihr Zimmer zurückgezogen und erholt hat, ist in diesem Fall besser.

Ungewöhnliche Wahrnehmungen ernst nehmen und integrieren

»Ich sehe was, was du nicht siehst« ist ein beliebtes Kinderspiel. Stellen Sie sich bitte vor, Sie sehen einen inhaltlichen Fehler in einem Buch, das Sie gerade lesen. Jeder, dem Sie den Fehler zeigen, glaubt Ihnen nicht, im Gegenteil. Wenn dies ständig passiert, würden Sie über kurz oder lang an sich selbst und an Ihren Fähigkeiten zweifeln. So ergeht es eventuell Ihrem hochsensiblen Kind. Wenn seine Gabe, außergewöhnliche Dinge wahrzunehmen, von Familienmitgliedern, Erziehern, Lehrern usw. täglich infrage gestellt wird, dann zweifelt es allmählich an sich selbst und an seinen Fähigkeiten.
Sie können ein solches Dilemma für Ihr Kind verringern, indem zuallererst Sie, die wichtigste Bezugsperson Ihres Kindes, seine Empfindungen ernst nehmen und ihm glauben, was es wahrnimmt und spürt. Denn für Ihr Kind ist es Teil seiner Realität! Dies ist eine große Herausforderung und Aufgabe, wenn Sie selbst nicht hochsensibel sind. Es erfordert Toleranz, Neugierde und Ihr Interesse ▸ **siehe Seite 59.**
Bekunden Sie Ihr Interesse: Was genau hast du gesehen / gefühlt? Kannst du es mir beschreiben (Situation, Gegenstand, Befind-

TIPP

NICHT GLEICH WERTEN!

In unserer Kultur ist das Tolerieren von Dingen oder Empfindungen, die wir selbst nicht erfassen, oftmals sehr schwierig. Schnell wird dann die Aussage des Gegenübers abgelehnt – und die Person leider gleich mit. Sind Sie selbst normalsensibel, könnte folgende Haltung hilfreich sein: »Solange ich nicht das Gegenteil beweisen kann, lasse ich es erst einmal so stehen!« Schauen Sie, wie dieser Satz Ihre Einstellung und den Umgang mit Ihrem Kind verändert.

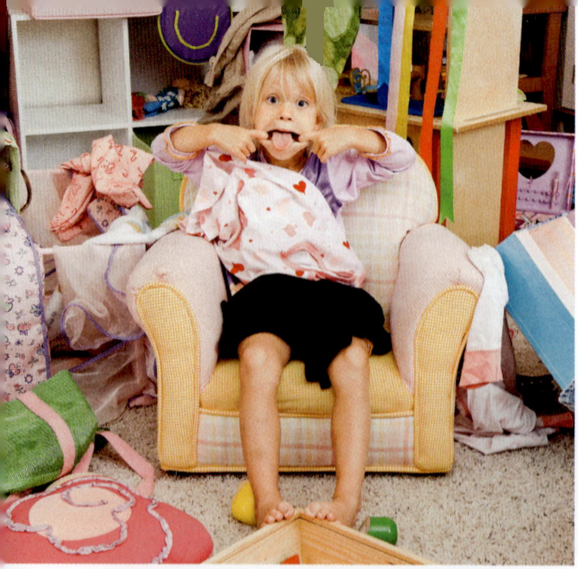

Eine mögliche Quelle für Überreizung: ein unordentliches, überladenes Kinderzimmer.

lichkeit)? Versuchen Sie selbst zu entdecken, was Ihr Kind wahrgenommen hat oder was es intensiv beeinflusst. Sollte Ihnen Ihr Kind, weil es noch zu klein ist oder noch nicht die richtigen Worte findet, keine Antwort geben können, versuchen Sie zu eruieren, was es sein könnte. Einerseits schulen Sie so Ihre Sinne und Achtsamkeit, andererseits wird Ihr Kind spüren, dass Sie bewusster und empathischer auf seine Äußerungen und Bedürfnisse eingehen. Das gibt ihm Kraft und fördert sein Selbstbewusstsein.

Überstimulation vermeiden

Die Gefahr der Überstimulation ist für hochsensible Menschen täglich gegeben. Wenn Sie Ihr Kind davor bewahren wollen, schauen Sie, wo und in welchen Situationen im Alltag es starke und wiederkehrende Reizquellen gibt. Die Auslöser dafür sind vielfältig und können zu den schon häufiger genannten Folgen wie Unruhe, Gereiztheit, Müdigkeit, leichte Ablenkbarkeit oder Aggressivität bei Ihrem Kind führen.

Zu Hause: Beginnen Sie zu Hause mit der Suche, denn dort können Sie am schnellsten und einfachsten Reizquellen verändern. Gibt es laute oder ständige Reizquellen wie zum Beispiel Staubsauger, Kaffeemaschine, viel Unordnung, ein überfrachtetes Kinderzimmer, häufig wechselnde Tagesabläufe, Radio oder TV, die stundenlang eingeschaltet sind? Verändern Sie mögliche Überreizungsquellen: Schalten Sie Radio oder TV öfter aus, saugen Sie, wenn Ihr Kind nicht im Haus ist, sorgen Sie für weiche und hautfreundliche Kleidung, reduzieren Sie gegebenenfalls die Spielzeugmenge oder Unordnung im Kinderzimmer. Führen Sie klare, überschaubare Regeln, Strukturen und Tagesabläufe ein.

Außerhalb der Wohnung: Schwieriger ist die Vermeidung von Überstimulation in Umgebungen, die Sie nicht direkt beeinflussen können: Kita, Schule oder Freundeskreis. Für viele hochsensible Kinder beginnt der Stress tatsächlich in der Konfrontation mit vielen anderen Kindern und Menschen auf relativ engem Raum wie Kita oder Schule. Finden Sie heraus, was genau bei Ihrem Kind zu Unmut oder Unruhe führt. Überprüfen Sie zuerst, ob eine Überstimulation vorliegen könnte. Gab es viel Unruhe in der Kita oder Klasse? Hat Ihr Kind emotional belastende Situationen erlebt? Sorgen Sie dafür, dass sich das neuronale System Ihres Kindes wieder beruhigen kann. Allein spielen, schlafen, ein Buch lesen, ein Bild malen, puzzeln, aber auch Sport und Bewegung für hochsensible Kinder, die sich aktiv besser erholen, sind Möglichkeiten. Auf Seite 120 stellen wir Ihnen Entspannungstipps vor. Wenn Sie bei Ihrem Kind sowohl Reizüberflutung als auch Unterforderung vermuten, sorgen Sie zuerst für eine sensorische Reizreduzierung (Ruhe, Alleinsein, weniger Social Media oder TV, kleine Gruppen oder Kontakte mit Gleichartigen etc.) und dann zeitnah für einen inhaltlich interessanten Input (zum Beispiel geistig oder motorisch anspruchsvolle Spiele, anspruchsvolle Bücher, knifflige Denksportaufgaben, Rätsel etc.). Grundsätzlich ist es ratsam, eine Kita oder Schule zu suchen, die Unterricht in kleinen Gruppen mit individuellen und kreativen Lerninhalten und -formen anbietet. Lassen Sie sich diese erklären und zeigen, eventuell besteht auch die Möglichkeit, dass Ihr Kind einen Tag probeweise in der Einrichtung ist. In Anbetracht der Tatsache, dass es mehrere Jahre seines Lebens dort verbringen wird, lohnt sich der Aufwand. Im Anschluss fragen Sie Ihr Kind, wie es ihm dort ergangen ist. Auch an seinen Reaktionen (ist es aufgeregt, fröhlich, beseelt, motiviert, angeregt oder aber überdreht, aggressiv, traurig, gestresst) werden Sie ein Gespür dafür bekommen, ob die Einrichtung passt oder nicht.

Geht Ihr Kind in eine »normale« Kita oder Schule, kann es sinnvoll sein, mit Erzieher / innen, Lehrer / innen, anderen begleitenden Pädagogen und Eltern über das Phänomen Hochsensibilität zu sprechen. Tun Sie dies jedoch mit Bedacht, denn nicht alle Menschen bringen die nötige Toleranz auf, dieser neuen und für sie vielleicht unbekannten Information offen und akzeptierend gegenüberzustehen ▸ **siehe Seite 24.**

Sollten Sie befürchten, dass ein solches Gespräch Ihrem Kind keinen Vorteil bringt, dann ist es sinnvoll, zu Hause immer wieder die aktuellen Themen anzusprechen: »Ich weiß, dass deine Lehrerin ein anderes Lerntempo erwartet, aber wie viel Zeit brauchst du? In welchem Fach, bei welcher Aufgabe wäre es wichtig, wo unwichtig, mit der Zeit besser hinzukommen? Wie können wir das zu Hause üben?« Oder auch: »Wenn du mehr Zeit benötigst, deshalb nicht fertig wirst in der Klassenarbeit und eine schlechtere Note schreibst, ist das für uns okay«.

Starke Gefühle auffangen

Kinder drücken sich in der Regel sehr impulsiv und emotional aus. Hochsensible Kinder reagieren, wie bereits erläutert, mitunter noch intensiver und überschäumender. Intensive Gefühle – selbst negative –, wie Euphorie, Wut, Trauer oder Ängste, sollten jedoch nicht »weg«analysiert werden, denn sie sind Ausdruck des intensiven Erlebens und Fühlens Hochsensibler. Vielleicht kann es spannend und erfüllend für Sie selbst sein, sich für diese Gefühle zu öffnen und Ihrem empfindsamen Kind zur Seite zu stehen. Achten Sie bei einem kleineren Kind auf seine mimische oder körperliche Reaktion, um sein Verhalten einschätzen zu können: Eine abweisende Körperhaltung, Weglaufen, Grinsen, Kopfnicken oder -schütteln können aufschlussreiche nonverbale Antworten sein. Wenn Sie die Ursache erkennen, trösten Sie Ihr Kind, beruhigen Sie es, nehmen Sie es in den Arm, lassen Sie körperliche Nähe zu, manchmal reicht es, wenn Sie nebeneinander auf dem Sofa sitzen und ein Buch lesen.

Klären Sie mit Ihrem Kind, ob sich der Grund ändern lässt: Installieren Sie zum Beispiel ein Nachtlämpchen gegen Angst vor nächtlichen Monstern. Sprechen Sie mit Ihrem Kind darüber, dass Wut, Trauer oder Aggressivität Verhaltensweisen sein können, die ausgelöst wurden durch Überstimulation. Klären Sie mit ihm, welche Situation dieses Gefühl hervorgerufen haben könnte: »Wie war der Kindergeburtstag gestern für dich? Toll, aber auch anstrengend? Lustig, aber vielleicht auch ganz schön laut?« Finden Sie heraus, was Ihr Kind konkret belastet, wenn es eine entsprechende Aufgabe meistern muss (etwa die zur Verfügung stehende Zeit, der inhaltliche Anspruch oder das Gegenteil: Unterforderung). Teilen Sie unter Umständen diese beängstigende Aufgabe in Teilschritte auf, indem Sie Ihr Kind beispielsweise nicht gleich den gesamten Schulweg allein gehen lassen, sondern jede Woche eine kleine Wegstrecke länger.

Hochsensible Kinder neigen aufgrund ihrer großen Empathiefähigkeit auch dazu, Gefühle anderer Menschen aufzunehmen. Ist die Freundin zum Beispiel traurig, so kann es sein, dass Ihre Tochter diese Traurigkeit aufnimmt. Man nennt dies Gefühlszusammenfluss. Sprechen Sie mit Ihrem Kind darüber, wie es die Gefühle beim anderen belassen kann, um sich selbst zu schützen: Ich verstehe, dass dich das traurig macht, wenn deine Freundin traurig ist, aber ich sehe, dass du eigentlich ganz fröhlich bist. Das darfst du auch sein.

WICHTIG

EXTERNE HILFE

Sollte Ihr Kind unter massiven Ängsten oder extrem belastenden negativen Gefühlen leiden und / oder körperliche Symptome zeigen wie zum Beispiel Bettnässen in einem ungewöhnlichen Alter, Kopf- oder Bauchweh, dann gehen Sie zum Kinderarzt oder holen Sie psychologische Hilfe.

Selbstbewusstsein stärken

Erlebt Ihr Kind häufig Situationen, in denen die eigenen Bedürfnisse nicht erkannt oder respektiert werden, beispielsweise indem kein Rückzugsraum in Kita oder Schule existiert oder die Spiel- oder Lernangebote zu uninteressant sind? Wird es gemobbt, weil es anderes ist, wird es seltener eingeladen, fühlt es sich fehl am Platz, als Außenseiter? Häufige Zurückweisung kann das Selbstbewusstsein negativ beeinflussen. Auch das Bemühen, sich möglichst gut an andere Menschen, Situationen oder an – für Ihr Kind unpassende – Erwartungen von Eltern und Pädagogen anzupassen, belastet das Selbstwertgefühl. Hochsensible Kinder neigen zur Anpassung, um nicht ausgeschlossen zu werden, wissen aber intuitiv, dass sich dieses Verhalten falsch anfühlt. Stärken Sie Ihr Kind in seinen besonderen Gaben und Wesenszügen. Beginnen Sie so früh wie möglich mit der Unterstützung, denn Ihr Kind wird sich bereits im ersten Lebensjahr unbewusst anpassen, wenn es mit seinem Verhalten und Wesen auf Widerstand stößt. Schön wäre es, wenn Sie Ihrem Kind ein Umfeld bieten könnten, in dem es sich so ausleben kann, wie es seinem innersten Wesen entspricht.

Struktur und Freiraum schaffen

Stellen Sie sich vor, Sie sollen auf dem belebtesten Platz einer Großstadt eine Personenzählung vornehmen. Die Menschen gehen kreuz und quer über diesen Platz und Sie verzweifeln, weil Ihnen eine Struktur fehlt, die Menschen in einer überschaubaren und

INFO

WUNSCH ODER BEDÜRFNIS

Ein **Bedürfnis** ist meist existenzieller Natur, auch wenn sich dies nicht auf den ersten Blick zeigt. Gesehen, respektiert und geliebt zu werden, sind zum Beispiel Bedürfnisse. Fehlt deren Befriedigung, geht es uns über kurz oder lang schlecht.
Ein **Wunsch** hingegen kann erfüllt werden, muss aber nicht. Er ist nicht existenzieller Natur.
Kinder äußern sowohl Wünsche als auch Bedürfnisse in gleicher Intensität und Form. Gerade für Sie als Eltern ist es wichtig, die Bedürfnisse, die der Hochsensibilität Ihres Kindes geschuldet sind, bei ihm zu erkennen. Das kann das Bedürfnis nach Rückzug sein, mit wenigen Freunden zu spielen oder auch Hunger zu »unpassender« Zeit. Der Wunsch nach einer Süßigkeit vor den Hausaufgaben wird jedoch bei Nichterfüllung nur Diskussionen und schlechte Laune, aber keine Konsequenzen haben.

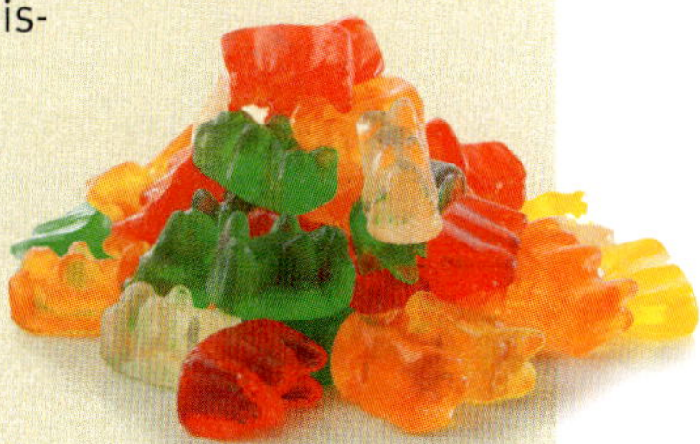

somit zählbaren Weise erfassen zu können. So ähnlich spielt sich das Innenleben Ihres hochsensiblen Kindes ab. Ständig kommen neue Reize ins Blickfeld oder werden über die sensorischen Kanäle aufgenommen: Aussehen oder Stimmung der Spielfreunde, der Wechsel von Außen- zu Innentemperatur beim Betreten der Wohnung, das kratzige Bündchen an der Jacke, eine Aufgabe an der Schultafel, das Gezänk zweier Kinder … Die allgemeine Erwartung besteht darin, dass sich in dieser Fülle von Eindrücken und Empfindungen das hochsensible Kind auf seine Aufgabe konzentrieren soll.

STRUKTUR FÜR ORDNUNG UND RUHE

Auch wenn viele der aufgenommenen Signale für Ihr Kind gar nicht bewusst spürbar oder erkennbar sind, beeinflussen sie doch die Konzentrationsfähigkeit. Eine feste Struktur schafft Ordnung, Übersicht, Klarheit und auch Ruhe – innere wie äußere. Sorgen Sie für leicht zu erfassende Ordnungssysteme in Wohnung und Kinderzimmer (Kisten für die Holzeisenbahn, für die Autos, für Puppen; Regale für Bücher und Gesellschaftsspiele; eine Dose für die Stifte; eine Schublade für Zeichenpapier oder Ähnliches). Je mehr Spielzeug und je weniger Ordnungssysteme, desto mehr Reize muss Ihr hochsensibles Kind verarbeiten. Umgekehrt wird das Kinderzimmer zu einem Ort der Ruhe und des Rückzugs. Aus der Farbenlehre ist bekannt, dass Grün beruhigt und die Ruhe fördert und dass Blau harmonisiert und nach einem hektischen Tag entspannt. Vielleicht streichen Sie eine Wand im Kinderzimmer in einer dieser Farben. Auch Tagesabläufe bedürfen klarer Strukturen. Ihre feinfühlige Tochter zeigt sich möglicherweise nervös und unruhig, wenn das Abendbrot jeden Tag zu einer anderen Zeit stattfindet. Ritualisierte Abläufe vor allem morgens und abends beruhigen das hochsensible System. Ihr hochsensibler Sohn reagiert eventuell ungehalten, wenn jeder Nachmittag der Woche mit einem anderen, neuen Programmpunkt gefüllt wird. Die gute Mischung macht es: Spätestens auf zwei Tage Nachmittagsprogramm (Sport, Unter-

Ordnung und Übersicht im Kinderzimmer lassen Ihr hochsensibles Kind ruhiger werden.

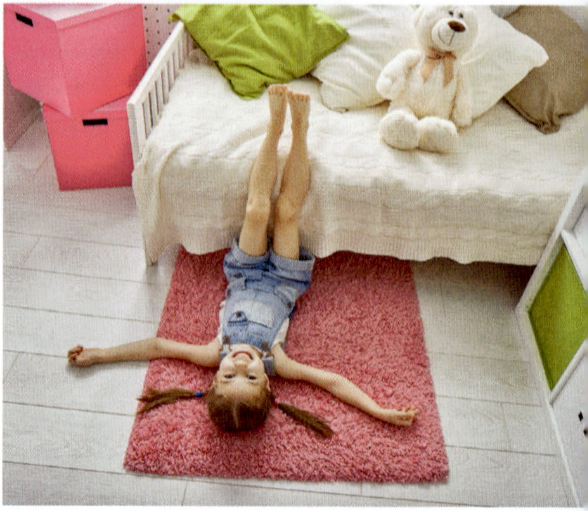

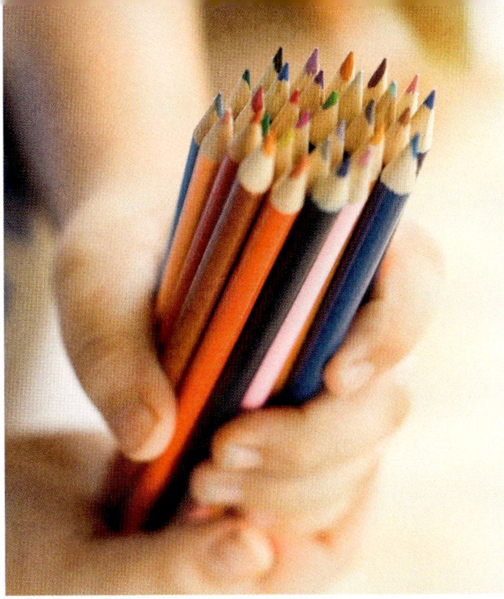

Hochsensible möchten ungewöhnliches Verhalten wie das Sortieren ihrer Buntstifte ausleben.

richt für ein Instrument, Freunde treffen o. Ä.) sollte ein freier Nachmittag ohne jeglichen Termindruck folgen. Vor allem auch am Wochenende sind Auszeiten von mehreren Stunden ohne Freizeitstress für hochsensible Kinder absolut erforderlich.

FREIRAUM FÜR INDIVIDUALITÄT UND KREATIVITÄT

Neben Struktur braucht Ihr hochsensibles Kind genügend Freiraum, um den Alltag möglichst ausgeglichen zu bewerkstelligen. Stellen Sie sich gedanklich bitte wieder auf den Platz mit den vielen Menschen, die Sie zählen sollen. Die Menschen bewegen sich nun auf vorgegebenen Bahnen in ähnlichen Geschwindigkeiten, sodass Sie sie gut erfassen können. Bleibt dies jedoch immer gleich (Anzahl der Menschen, Richtung, Tempo), wird das auf Dauer sehr ermüdend und langweilig.

Hochsensible Kinder blühen geradezu auf, wenn sie genügend Freiräume für das Ausleben ihrer Wesenszüge und Kreativität erhalten. Sind die Strukturen jedoch zu starr oder gibt es derer zu viele, versiegt nach und nach die Kreativität Ihres Kindes. Und hochsensible Kinder sind äußerst kreativ! Das mag sich darin zeigen, dass Ihr Kind Geräte kombiniert, die eigentlich nicht zusammengehören, Ihre Tochter ungewöhnliche Kleidungskombinationen wählt oder Ihr Sohn erst einmal alle Stifte sortiert, bevor er mit den Hausaufgaben anfängt.

Ermöglichen Sie Ihrem hochsensiblen Kind – im Rahmen der sozialen Verträglichkeit oder der gegebenen Aufgabenstellung – Freiräume, sich so auszudrücken oder zeigen zu können, wie es seinem Wesen entspricht. Gestatten Sie ihm zum Beispiel, jedes Insekt genau zu betrachten oder ständig und immer wieder mit den gleichen Spielsachen zu spielen. Wir wissen als Erwachsene noch nicht, worauf sich das Kind innerlich tatsächlich vorbereitet und welche Gaben in ihm schlummern.

Fragen Sie sich auch, mit wie viel »Ungewöhnlichkeit« Sie selbst leben können. Zwei unterschiedliche Strümpfe mögen Ihrem Ästhetikempfinden vielleicht nicht entsprechen oder Sie vielleicht sogar peinlich berühren. Für Ihre Tochter sind sie Teil ihrer Individualität.

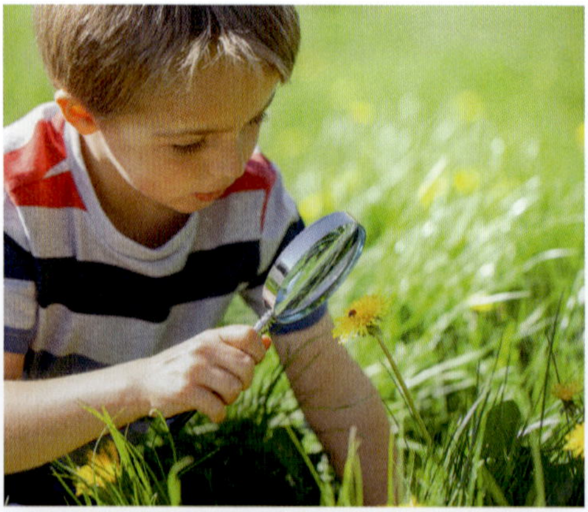

Lassen Sie Ihrem hochsensiblen Kind die Zeit, die es braucht, wenn es ein Insekt betrachtet.

Umgang mit der Zeit lernen

Sie kaufen ein 5 000-Teile-Puzzle und setzen sich an den Tisch, um es zu lösen. Aber statt die Teile mit Muße, in Ruhe und Konzentration zusammensetzen zu können, betritt dauernd jemand das Zimmer und redet auf Sie ein. Zusätzlich mischt dieser Jemand unpassende Puzzleteile unter die vorhandenen. Vielleicht werden Sie auch noch zur Eile gedrängt. Genauso fühlt sich Ihr Kind, wenn ihm ständig die Zeit fehlt, die vielen aufgenommenen Reize zu sortieren, in sinnvolle Zusammenhänge zu bringen und innovative Verknüpfungen daraus erstellen zu können. Gerade heute, in einer Welt der Beschleunigung, in der immer alles unmittelbar abgearbeitet und erledigt werden muss, kommt ein hochsensibles Kind leicht ins Schleudern. Die Verarbeitung der vielen Reize benötigt zwingend einen entspannteren Umgang mit der Zeit. Zusätzlich neigen hochsensible Kinder dazu, die an sie gestellten Aufgaben mit hoher Perfektion und Detailgenauigkeit durchzuführen.

Fragen Sie sich, wie viel Zeit

- Sie Ihrem Kind geben, sich nach der Kita oder der Schule zurückzuziehen, falls es das wünscht oder benötigt.
- Ihr Sohn in der Schule zur Bewältigung einer Aufgabe bekommt, wenn er dazu neigt, diese Aufgabe besonders akribisch umzusetzen, zum Beispiel ein Bild zu malen oder einen Aufsatz zu schreiben.
- Ihre Tochter hat, um die emotionalen Eindrücke des Tages zu verarbeiten.

> **»Kinder und Uhren dürfen nicht beständig aufgezogen werden. Man muss sie auch gehen lassen.«**
>
> JEAN PAUL

Hochsensible Menschen sind schneller, wenn es zum Beispiel in Krisensituationen darum geht, gute Lösungen zu finden. Sie benötigen aber meist mehr Zeit, um die alltäglichen Wahrnehmungen zu verarbeiten. Berücksichtigen Sie dies in Ihrer Planung von Tages- oder Wochenabläufen. Räumen Sie Pufferzeiten für Ihr Kind ein, in denen es sich dem Trubel des Alltags entziehen oder die Dinge ruhiger angehen lassen kann. Hochsensible Kinder möchten an sie gestellte Aufgaben oft perfekt ausführen. Das Streben nach Perfektion können und sollten Sie Ihrem Kind nicht abtrainieren. Seien Sie stattdessen auf die besondere Leistungsfähigkeit Ihres Kindes stolz. Bei regelmäßiger, vorschneller Frustration kann es sinnvoll sein, dass Sie Ihrem Kind kleinschrittige Lernaufgaben anbieten. Allerdings darf der kleine Schritt nicht zu einfach sein – sonst drohen Langeweile und Unterforderung. Vermitteln Sie Ihrem Kind die Sinnhaftigkeit des kleinen Schritts und zeigen Sie ihm auch den Zusammenhang zum großen Ganzen. So wird Ihr Kind lernen, dass auch kleine Schritte ihren Wert haben, und es wird später in der Lage sein, daraus große Projekte zu bewerkstelligen. Sie können Ihr Kind zum Beispiel jeden Tag eine begrenzte Zeit an einem Projekt basteln lassen (Schiff aus Holz, Puzzle, Puppenhaus aus Lego etc.). Besprechen Sie mit Ihrem Kind auch, welche Dinge oder Aufgaben – aus seiner Sicht – unbedingt perfekt sein müssen und welche nicht. Die Konzentration auf die wichtigen Dinge bringt auch Entspannung.

Umgang mit Autoritäten

In manchen Situationen kann elterliche Autorität notwendig sein, um Ihr Vorhaben oder Ihre Meinung umzusetzen. Ihr dreijähriger Sohn möchte zum Beispiel allein in die Kita gehen. Er ist überzeugt, den Weg in- und auswendig zu kennen, und möchte seine Selbstständigkeit unbedingt unter Beweis stellen. Sie sind zu Recht anderer Ansicht, denn er ist noch zu jung, sein eingeschränkter Blick auf den Straßenverkehr kann zu gefährlichen Situationen führen.

Ihr hochsensibler Sohn wird Ihr Veto nur akzeptieren, wenn er in Ihren Argumenten einen Sinn und eine Logik erkennen kann: »Erinnerst du dich, wie dir der Ball auf die Straße gerollt ist und der Autofahrer nicht mehr bremsen konnte? Wenn du 1,50 Meter

INFO

SCHAFFENSPAUSE

In der Kreativitätsforschung ist schon seit Längerem bekannt, dass es für den Kreativitätsprozess eine sogenannte »Inkubationszeit« braucht. Darunter versteht man eine individuelle Zeitspanne, in welcher der Kreative in seinem Schaffensprozess pausiert. Diese ist nötig, damit all die aufgenommenen Informationen und Anregungen im Unbewussten verarbeitet und verknüpft werden können. Erst danach kann wieder kreativ gearbeitet werden.

groß bist (demonstrieren Sie die Größe), kann er dich sehen, vorher bist du für einen Autofahrer fast so klein wie der Ball.«

Sinnvoll(e) Grenzen setzen

Möglicherweise haben Sie beim Lesen bis hierher den Eindruck gewonnen, Sie sollten jedwede Gefühlsäußerung, jedes Bedürfnis und jeden Wunsch Ihres feinfühligen Kindes akzeptieren und Ihr Leben vollkommen nach Ihrem Kind ausrichten. Dies wäre nicht hilfreich. Kaum ein Thema in der Erziehung erhitzt die Gemüter so sehr wie das Thema »Grenzen«. Ist es gut, nachsichtig und gelassen zu erziehen, oder lieber streng und mit klaren Regeln und Grenzen? Letztlich gibt es kein Patentrezept, da jedes Kind und jede Familie anders sind, aber wir möchten Ihnen dennoch einige Aspekte aufzeigen, die gerade im Umgang mit Ihrem hochsensiblen Kind beim Thema »Grenzen« eine wichtige Rolle spielen.

WANN SOLLTEN SIE GRENZEN SETZEN?

Generell gilt, dass es für Ihr Kind wichtig ist zu lernen, wann es zum eigenen Wohl Grenzen erfährt und selbst ziehen sollte oder gar muss. In der Flut der Eindrücke geben Sie ihm durch Grenzen einen Orientierungsrahmen. Das Wesen der Hochsensibilität ist es, stets nach neuen oder interessanten Informationen zu »suchen«. Somit ist Ihr hochsensibles Kind – in der Regel unbewusst – stets damit beschäftigt, neue Reize zu lokalisieren. Durch die gebotene Reizvielfalt gerät es jedoch in eine Desorientierung. Hilfreich ist es, in Ruhephasen zusammen mit Ihrem Kind über Prioritäten zu sprechen, um die Flut an Reizen einzugrenzen: Was ist wirklich wichtig, was kann auf den nächsten Tag oder später verschoben werden, was kann ganz wegfallen, abgesagt oder aussortiert werden, wann ist der Zeitpunkt des Rückzugs gekommen? Auch anderen Menschen gegenüber Grenzen zu setzen ist wichtig. Vermitteln Sie Ihrem Kind, dass Grenzen zu setzen ein Schutz ist und kein Liebesentzug. Das gilt für beide Richtungen (»Mami, ich habe dich lieb, aber ich möchte jetzt gern allein sein.« »Ich kümmere mich gleich um dich, aber ich hab jetzt noch zu tun.«) Überlegen Sie gemeinsam einen Satz, der das Stopp signalisiert, ohne den anderen zu kränken ▸ **siehe Kasten Seite 119.**

Achten Sie ebenfalls auf altersgerechte Grenzen für Social-Media-Zeiten. Handy, Rechner, Playstation, Tablet sind für das Reizverarbeitungssystem hochsensibler Kinder und Jugendlicher eine noch größere Herausforderung als für normalsensible.

RESPEKT EINFORDERN

In überreizten Zeiten neigen hochsensible Kinder wie gesagt zu Aggression, Wut und respektlosem Verhalten auch und vor allem Ihnen gegenüber. Sie sind nun einmal am nächsten dran. Unsere Empfehlung: Setzen Sie in solchen Situationen immer und ohne

Ausnahme verbale Grenzen. Ihr Kind lernt nur, sein Verhalten zu reflektieren und sich langfristig selbst vor Überstimulation zu schützen, indem Sie nicht als Prellbock der schlechten Laune, Wut oder Verzweiflung Ihres Kindes zur Verfügung stehen. Wenn sich die Situation beruhigt hat, bieten Sie Ihrem Kind ein Gespräch über die Vorkommnisse an. Besprechen Sie gemeinsam, wie zukünftig eine solche Eskalation schon im Vorfeld vermieden werden kann:

- Erkennen der eigenen Auslöser
- Nachforschen, was alles Ihr Kind zur Weißglut bringt
- Eruieren, was es grundsätzlich immer wieder überfordert

Bevor Überreizung in Wut ausartet, sollte sich Ihre Tochter an einem Boxsack abreagieren.

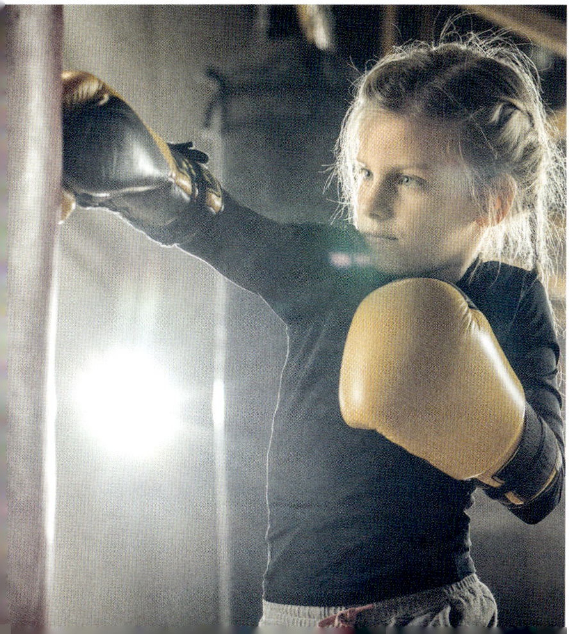

Alternativ können Sie besprechen, wie eine Lösung aussehen kann:

- Codewörter oder -sätze vereinbaren: »Die Ampel steht auf gelb.« »Jetzt ist die Ampel rot.«
- Im eigenen Zimmer zur Ruhe kommen bei geschlossener Tür
- Auf den Boxsack oder das Kopfkissen einschlagen
- An die frische Luft gehen und Basketball, Fußball etc. spielen
- Oder als Elternteil aus der Situation herausgehen (dürfen – das heißt, es muss vom Kind akzeptiert werden)

Entscheidungshilfen geben

Hochsensible Kinder tun sich schwer damit, Entscheidungen zu treffen. Sie müssen die vielen Informationen sortieren und abwägen und dann noch eine für alle gerechte Lösung finden. Das kann sich auf große, aber auch auf kleine, im Alltag zu treffende Entscheidungen auswirken. Wenn Sie als Eltern um diesen Umstand wissen, dann können Sie sanft, aber pragmatisch eingreifen, indem Sie Ihrem Kind helfen, wichtige Entscheidungskriterien von unwichtigeren zu trennen. Oder aber Sie nehmen Ihrem Kind die Entscheidung – zumindest manchmal – ab: »Nimm das Erdbeereis.« »Geh ins Kino.« »Bespreche die Wahl der Leistungskurse mit dem Lehrer.« Wenn die Entscheidung schließlich gefallen ist, reagieren hochsensible Kinder oft erleichtert.

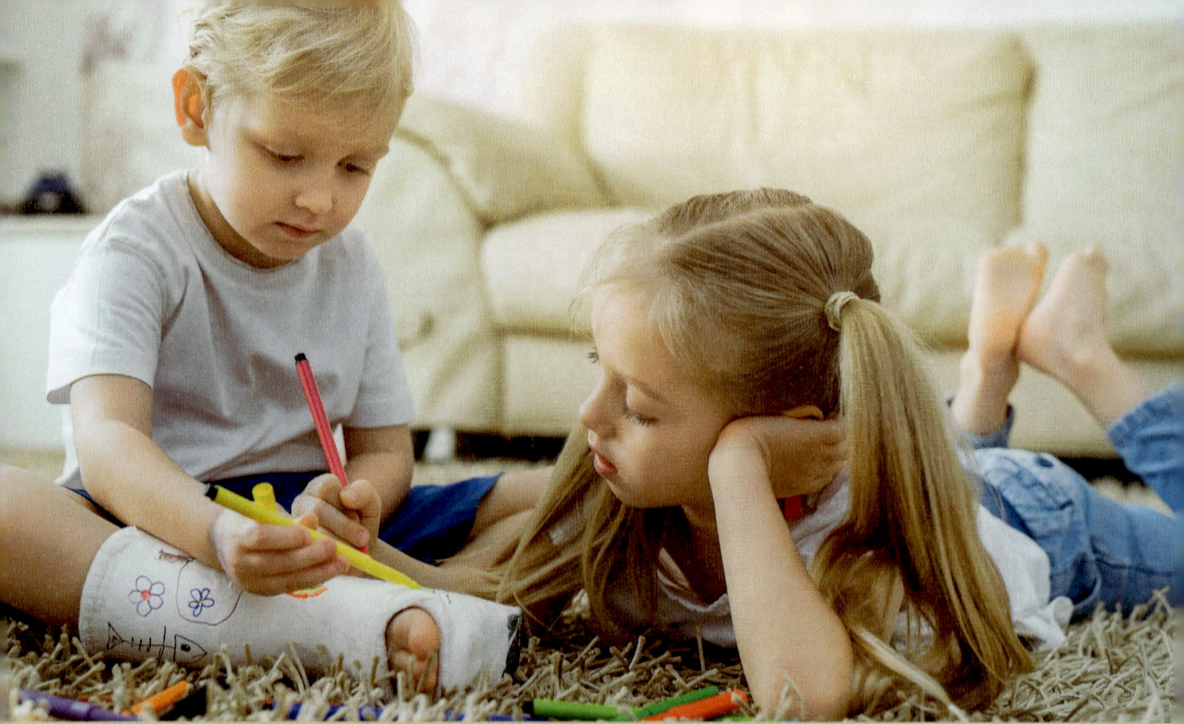

DAS HOCHSENSIBLE KIND IN DER FAMILIE

Mit einem hochsensiblen Kind in der Familie zu leben, ist immer ein etwas »anderes« Lebensgefühl. Ihr Kind mag Dinge oder Situationen nicht, die für andere gar kein Problem darstellen. Außerdem verfügt es über Gaben, die ungewöhnlich oder gar befremdlich wirken können und die ebenfalls nicht in das Schema eines »normalen« Kindes zu passen scheinen, wie zum Beispiel Vorahnungen, ein sehr starker Gerechtigkeitssinn oder eine ungewöhnlich feine Wahrnehmung für Stimmungen anderer Menschen. Zusätzlich reagiert Ihr Kind intensiver und empfindlicher auf die verschiedensten Situations- und Sinneseindrücke. Letzteres bedarf auch in der Kommunikation miteinander einer besonderen Achtsamkeit.

Gerade alltägliche Abläufe erfordern heutzutage ein hohes Maß an Funktionalität. Das heißt, der morgendliche Ablauf lässt Ihnen beispielsweise nicht genügend Zeit, um auf die empfindsamen Kleidungswünsche, die Verträumtheit oder die langsamen Essgewohnheiten Ihres Kindes einzugehen. Oder die Abläufe in Kita oder Schule geben Ihrem hochsensiblen Kind zu wenig Raum für seinen individuellen Rhythmus und seine speziellen Bedürfnisse. Dies kann letztlich bei allen anwesenden Familienangehörigen zu Stress führen.

Besondere Stressbelastungen

Unruhiges oder überreiztes Baby

Ihr Baby schreit morgens, weint mittags, quengelt beim Einkaufen und jammert auch sonst recht viel? Vielleicht ist Ihr Baby hochsensibel und reagiert mit seinem Schreien auf die ständige Reizüberflutung.
Für Sie als Eltern ist dieser Zustand äußerst belastend, aber auch die Geschwister können stark darunter leiden.

SO REAGIEREN SIE RICHTIG

Wenn Sie wissen, dass Ihr Kind hochsensibel ist, wirkt Reizreduzierung Wunder. Hängen Sie zum Beispiel ein Tuch vor den Kinderwagen, um Ihr Kind vor zu vielen visuellen Reizen zu schützen. Gehen Sie in kleinere Geschäfte mit weniger grellen Lichtern und einer geringeren Lautstärke. Seien Sie sparsam mit Spielzeug, das blinkt, sich ständig bewegt oder Ihr Kind akustisch anhaltend beschallt.
Je nachdem wie stark die hochsensiblen Züge bei Ihrem Kind ausgeprägt sind, bedarf es einer mehr oder weniger intensiven Reizreduzierung bei gleichzeitiger emotionaler Nähe. Nur durch Ausprobieren werden Sie herausfinden, was Ihrem Kind guttut. Als Folge wird Ihr Baby zufriedener und ruhiger sein.

Eigenwillige Schlafrhythmen

Der Schlafrhythmus Ihres hochsensiblen Kindes unterscheidet sich häufig von dem seiner Geschwister und anderer Kinder, das heißt, es braucht im Vergleich zu anderen

Hochsensible Kinder haben häufig eigenwillige Schlafrhythmen und Schlafrituale.

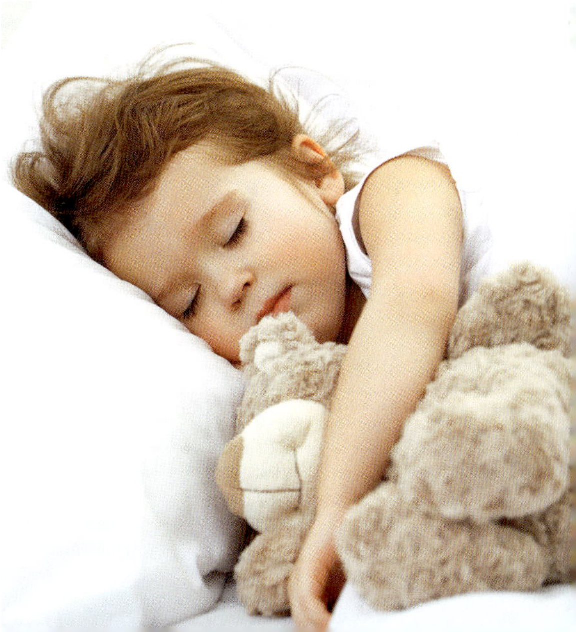

WICHTIG

ZUM ARZT!
Sollte Ihr Kind für Ihr Empfinden ungewöhnlich wenig oder viel Schlaf benötigen, beobachten Sie, ob dies immer der Fall oder situativ bedingt ist (zum Beispiel durch einen Ortswechsel, auf Reisen). Wenn Sie unsicher sind, besprechen Sie das Schlafverhalten Ihres Kindes mit Ihrem Kinderarzt, um eine organische Ursache auszuschließen.

Kindern mehr oder weniger Schlaf oder gar keine Mittagspause.

SO REAGIEREN SIE RICHTIG

Dies ist nicht besorgniserregend. Wichtig ist, dass Ihr hochsensibles Kind genügend Erholungsphasen im Sinne der ausreichenden Reizverarbeitung erhält oder sich holt. Schläft es nachts wenig, zieht es sich dafür tagsüber in seine Kuschelhöhle zurück. Oder es schläft nachts so tief, dass es keinen Mittagsschlaf benötigt. Erklären Sie das auch so Ihren normalsensiblen Kindern.

Kita- oder Schulverweigerung

Der Eintritt in Kita oder Schule ist für die meisten Kinder ein Einschnitt. Für hochsensible Kinder ist dieser Einschnitt wegen der vielen neuen Eindrücke, anderen Menschen und Möglichkeiten massiv.

SO REAGIEREN SIE RICHTIG

Finden Sie heraus, warum Ihr Kind den Kita- oder Schulbesuch ablehnt. Überprüfen Sie die Komponenten, die für hochsensible Kinder im Spiel- und Lernumfeld wichtig und förderlich beziehungsweise belastend sind: Gruppengröße, Raumgestaltung, generelle Lautstärke, soziales Miteinander unter den Kindern, pädagogisches Konzept, Umgang der Erzieher / innen oder Lehrer / innen mit Ihrem Kind, Lernumfeld und -methoden, Unterforderung und auch, wie sich Ihr Kind in der Gruppe zurechtfindet. Häufig werden hochsensible Kinder aufgrund ihrer Andersartigkeit von den anderen Kindern und leider auch von pädagogischen Fachkräften gemobbt.
An dieser Stelle ist es wichtig zu erwähnen, dass hochsensible Kinder generell sehr gern lernen. Wenn Ihr Kind also den Besuch von Kita oder Schule massiv ablehnt, fühlt sich die Einrichtung möglicherweise grundsätzlich für Ihr Kind nicht stimmig an.

Stressige (Familien-)Feste

Eigentlich bieten Feste und Feiern Anlass zur Freude. Ihrem hochsensiblen Kind, sofern es nicht extrovertiert ist, sind solche Feste aber eventuell ein Gräuel. Sie bedeuten meist fremde Menschen, viel Trubel, hohe Lautstärke, fremde Räumlichkeiten oder neue Orte, wenn die Feier nicht bei Ihnen zu Hause stattfindet. Vor allem eine nicht erbetene körperliche Nähe vertrauter und fremder Menschen, auch wenn diese »harmlos« ist wie Über-die-Haare-Streicheln, In-die-Wange-Kneifen, kann für hochsensible Kinder sehr unangenehm sein beziehungsweise zusätzlich für Stress sorgen.

SO REAGIEREN SIE RICHTIG

Versuchen Sie zu eruieren, warum Ihr Kind die Feier(n) verweigert. Klären Sie gegebenenfalls im Vorfeld, ob es Rückzugsräume gibt oder ob im Freien gespielt werden kann, sodass sich Ihr Kind wenigstens zeitweise zurückziehen kann. Erklären Sie Ihrem Kind, dass es keine körperliche Annäherung erdulden muss, sondern Nein sagen darf/soll. Teilen Sie im Gegenzug Ihren Angehörigen oder Freunden mit, dass Ihr Kind körperlichen Kontakt nicht wünscht oder zumindest vorher gefragt werden möchte. Nehmen Sie Spielzeug oder Bücher mit, damit sich Ihr Kind mit den vertrauten Sachen zurückziehen kann. Falls es partout jede Feier verweigert, schauen Sie, ob es während dieser Zeit anderweitig unterkommen kann. Wir raten Ihnen, nicht sämtliche Feiern

Familienfeiern stellen für hochsensible Kinder meist eine große Herausforderung dar, weil sie ihre Sensoren überreizen. Achten Sie darauf, dass es ruhige Rückzugsräume gibt für Ihr Kind.

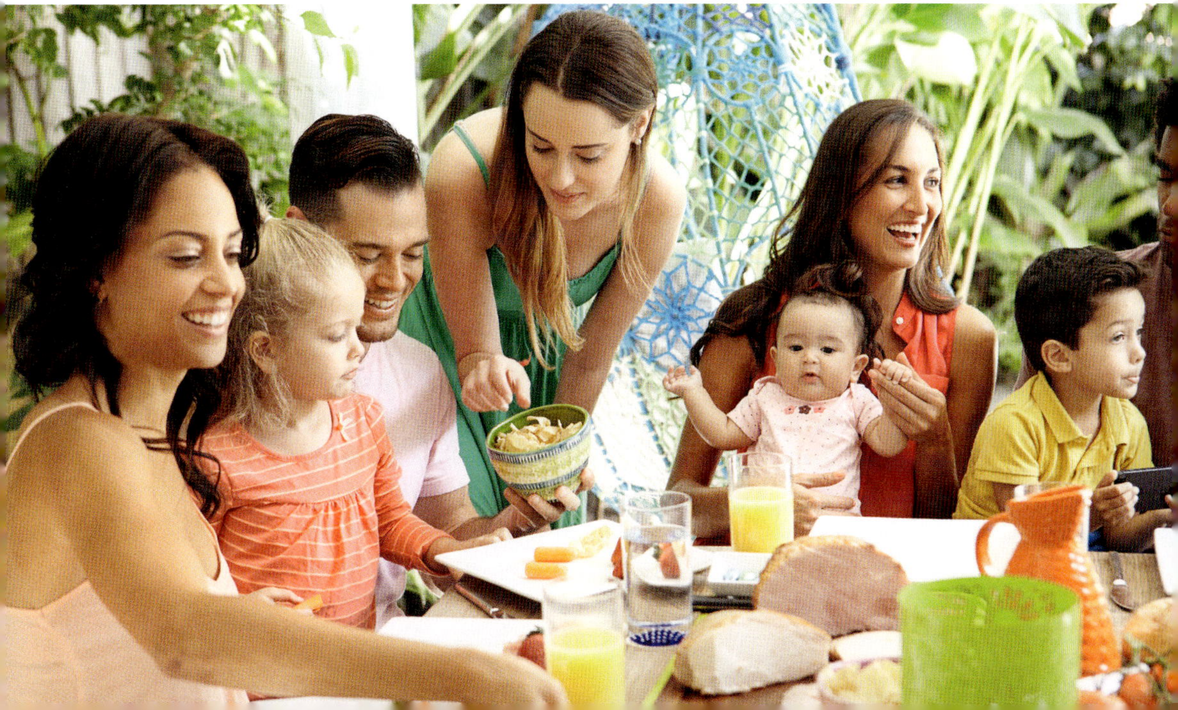

grundsätzlich abzusagen, aber es kann sinnvoll sein, eine Auswahl zu treffen, wenn sehr viele Feste in kurzer Zeit anstehen.

Umgang mit Veränderungen

Die meisten hochsensiblen Kinder haben Schwierigkeiten mit Veränderungen wie Umzug, Schulwechsel oder die Geburt eines Geschwisterchens. Das liegt daran, dass das hochsensible System jede Situation bis ins kleinste Detail zu erfassen sucht und verarbeitet. Je bekannter und gewohnter eine Situation ist, desto kürzer und weniger energieaufwendig ist dieser Prozess.
Größere Veränderungen, zum Beispiel ein Umzug, ein Klassenwechsel, familiäre Veränderungen oder gar der Eintritt in die Pubertät, bringen eine deutlich höhere Informationsflut mit sich. Zusätzlich spielt hierbei auch die Unüberschaubarkeit der Veränderung eine große Rolle. Vielleicht fragt Ihr Kind bereits zum zehnten Mal, wo denn die neue Wohnung ist, welcher Raum sein Zimmer sein wird, ob es tatsächlich die Schule wechseln muss und vieles mehr. Sein Gehirn versucht dabei, alle bislang unbekannten Faktoren immer genauer zu erfassen und sich auf das Kommende bestmöglich einzustellen.

SO REAGIEREN SIE RICHTIG

Für Sie als Eltern und ebenso für die Geschwister erfordert dies Geduld, Geduld und noch einmal Geduld. Wehren Sie die Fragen Ihres Kindes nicht ab, da es sonst keine Möglichkeit hat, sich seiner Veranlagung entsprechend umfassend vorzubereiten. Eine Reaktion auf mangelnde Information wäre dann möglicherweise eine Gegenwehr gegen Ihr Vorhaben.
Um solchen Krisen vorzubeugen, kündigen Sie Veränderungen nach Möglichkeit entsprechend frühzeitig an. Erklären Sie Ihrem hochsensiblen Kind alle zur Veränderung – aus Ihrer Sicht – nötigen Informationen und beantworten Sie seine Fragen altersgerecht. Wenn Ihr Sohn es zum Beispiel für nötig befindet, sein Zimmer mit dem Zollstock bis auf den Zentimeter genau auszumessen, weil er anschließend einen Plan zeichnen möchte für seine Möbel, dann gibt das Sammeln der Informationen ihm Sicherheit. Das Wissen und Hineinfühlen in die Situation wird ihn beruhigen und später, wenn der Umzug dann stattfindet, den emotionalen Stress reduzieren. Oder wenn Ihre Tochter sich die neue Schule im Vorfeld auch von innen anschauen oder die Kinder in ihrer zukünftigen Klasse schon einmal sehen möchte, raten wir dazu, diesem Bedürfnis nachzugeben. »Informationsbeschaffung« beugt einem Gefühlsstau, Grübeln, Unsicherheit, schlaflosen Nächten und weiteren – auch körperlichen – Reaktionen vor.
Beziehen Sie auch Ihre anderen Kinder mit ein. Erklären Sie ihnen, warum das hochsensible Geschwister so reagiert und warum es die Infos braucht ▸ **siehe Seite 61**.

Selbstreflexion der Eltern in der Erziehung

Die Eigenheiten, Grenzen und speziellen Bedürfnisse hochsensibler Menschen fordern dazu heraus, vorgegebene Bilder, wie »man« sich in welchen Situationen zu verhalten hat und was sich gehört und was nicht, zu überprüfen. Auch Ihr Kind wird Sie in dem einen oder anderen Bereich herausfordern. Das können im Alltag unter anderem folgende Themen sein: Wie kulant sind Sie mit sonderbaren Kleidungswünschen? Was halten Sie von Ihrem Kind, wenn es nicht »Guten Tag« sagt, den Gast nicht anschaut, verstummt oder sich in sein Zimmer verzieht?

> »Erziehung besteht hauptsächlich darin, ein Kind zu dem zu machen, was es schon ist.«
>
> ALICE MILLER

Es ist keine Frage, dass Ihr Kind ein Mindestmaß an sozialer Kommunikation erlernen und beherrschen sollte. Aber was ist die Norm, was ist sozial verträglich – auch Ihrer Meinung nach? Finden Sie gemeinsam mit Ihrem Kind Kompromisse. Beziehen Sie aber auch Position, wenn es in gewissen Situationen für Sie keine Zugeständnisse geben kann.

Wie stehen Sie zum Phänomen Hochsensibilität?

Ihre eigenen Wertvorstellungen und Ihre innere Haltung zu dem Phänomen Hochsensibilität sind prägend für Ihr Kind. Schätzen Sie die besonderen Fähigkeiten Ihres Kindes und räumen Sie ihnen einen gebührenden Platz im Leben Ihres Kindes und Ihrer Familie ein? Wie auch immer Sie dazu stehen, Ihr Kind wird dies spüren und sich entsprechend verhalten: Wenn Sie innerlich zweifeln, wird sich Ihr Kind abgelehnt fühlen. Schätzen Sie die Veranlagung auch mit ihren Ecken und Kanten, so wird sich Ihr Kind erkannt und akzeptiert fühlen.

SO REAGIEREN SIE RICHTIG

Mitunter fordert Ihr hochsensibles Kind Ihre Zugewandtheit stark ein, da es ablehnendes Verhalten leicht als persönlichen Affront interpretiert – egal, ob es so gemeint war oder nicht. Ihr Kind braucht Ihre Offenheit, Ihre Neugierde, Ihre Zugewandtheit, Akzeptanz und vor allem Ihre bedingungslose Liebe, gerade weil es so sensibel ist.

Wie flexibel sind Sie?

Ihr hochsensibles Kind fordert mehr Flexibilität von Ihnen als normalsensible Kinder von ihren Eltern. Unter Umständen ist es ratsam, eine spontane Planänderung vorzunehmen, um die Situation im Lot zu halten. So kann es zum Beispiel sinnvoll sein, den Schuhladen zu verlassen – auch ohne Schuhe –, wenn die Anprobe Ihre Tochter völlig überfordert und sie anfängt zu schreien oder wegläuft. Oder Sie gehen allein einkaufen, wenn es im Supermarkt aus Überreizung zum Streit kommt.

SO REAGIEREN SIE RICHTIG

Flexibilität und kompromissbereite Erziehung sind mit die wertvollsten Werkzeuge im Umgang mit einem hochsensiblen Kind. In diesem Abschnitt mag der Eindruck aufkommen, dass Ihr hochsensibles Kind womöglich einen launischen, unberechenbaren Charakter hat. Dem ist in der Regel nicht so. Die Autorinnen empfehlen Ihnen aber trotz allem Verständnis auch, dass Sie Ihre grundlegende Linie in der Erziehung und Ihre eigenen Werte nicht zu sehr aus den Augen verlieren. Werden Sie kein Fähnlein im Wind, sondern finden Sie Wege, beides miteinander in Einklang zu bringen: Ihre Werte und Haltungen in Abstimmung mit dem Wesen Ihres Kindes. Dabei ist es wichtig, im eigenen Verhalten authentisch zu sein, das heißt zum Beispiel auch Ihr Kind nicht im Gespräch zu unterbrechen, wenn Sie von ihm das Gleiche einfordern.

Achten Sie bei Aufforderungen an Ihr Kind auf Ihre eigene, dahinterliegende Motivation und Einstellung. Versuchen Sie Ihrem Kind eindeutige Botschaften zu vermitteln, die Sie selbst guten Gewissens vertreten können und die ihren Ursprung nicht darin haben, weil »man« dies so macht. Ihr Kind wird mit seiner feinen Intuition und seiner Wahrnehmung hinter die Fassade blicken.

Bringen Sie Verständnis auf, wenn Ihr Kind anders reagiert, als Sie es getan hätten.

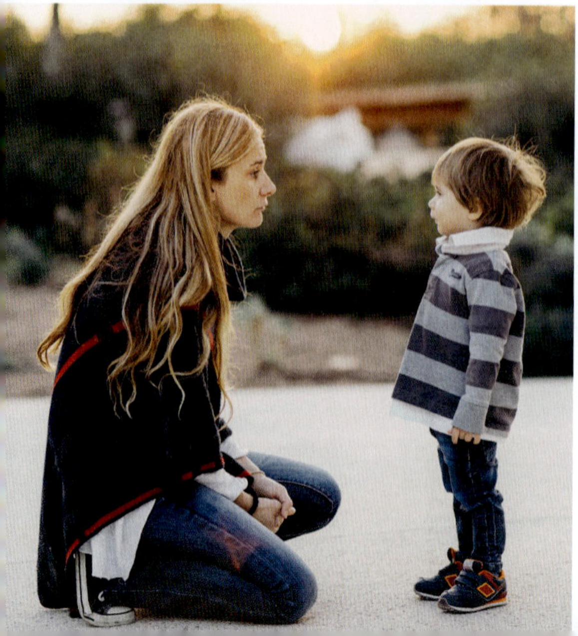

Erziehen Sie mit Druck?

Häufig verwenden wir dem Kind gegenüber Druck, um unser Anliegen durchzusetzen. Gerade hochsensible Kinder reagieren auf Druck von außen sehr abwehrend. Das feinfühlige Kind setzt sich selbst aufgrund des eigenen Perfektionsanspruchs und durch sein inneres Bedürfnis nach Qualität und

Harmonie stark unter Druck. Wird der Druck von außen noch potenziert, dann kann dies das Fass zum Überlaufen bringen.

SO REAGIEREN SIE RICHTIG

Motivation ist bei hochsensiblen Kindern das A und O. Ihr hochsensibles Kind wird sich eher durch Motivation als durch Druck erziehen lassen. Begeistern Sie Ihr Kind für das, was Sie ihm vermitteln möchten, oder leben Sie ihm dies vor, zum Beispiel wenn es Tischmanieren lernen soll. Wenn Sie möchten, dass Ihr Kind frei und leichten Herzens den Alltag meistert, seien Sie selbst positiv und optimistisch.

Dennoch wird es einige Dinge und Situationen geben, die Ihr Kind im Sinne seiner Hochsensibilität anders handhaben möchte. So wird Ihr Kind beispielsweise Ihren lebenslustigen Ambitionen nicht folgen wollen, wenn es zu den introvertierten, stillen Kindern gehört.

Wenn Sie selbst hochsensibel sind

Viele Eltern stellen im Zuge der Auseinandersetzung mit der Hochsensibilität ihres Kindes fest, dass sie selbst diese Eigenschaft besitzen. Vielleicht ergeht es Ihnen auch so. Einige Merkmale der Hochsensibilität bei Ihrem Kind sind Ihnen vertraut und Sie werden stutzig. Fragen im Zusammenhang mit Ihrem Kind betreffen nun Sie selbst. Nun heißt es also nicht mehr nur: »Was tut meinem Kind gut?« Ihre eigene, persönliche Lebenssituation bedarf der Überprüfung. Vorstellungen von »der guten Mutter / dem guten Vater« geraten möglicherweise ins Wanken, da Sie spüren, dass auch Ihr Verhalten durch Ihre eigene Hochsensibilität geprägt ist. Möglicherweise können Sie jetzt anerkennen, dass Sie aus gutem Grund häufig erschöpft sind oder dass Sie Ihre eigenen Wünsche zu stark in den Hintergrund gestellt haben. Informationen über Hochsensibilität bei Erwachsenen finden Sie im Internet und in der Fachliteratur ▸ **siehe Seite 138.**

Das Geschwisterkind

Hochsensible Geschwister bringen viel Lebensfreude, Kreativität und Neues ins Leben aller Familienmitglieder. Für ein Geschwisterkind ist es auch nicht sehr verwunderlich, dass der Bruder immer mit demselben roten Plastiklöffel essen will oder dass sich die Schwester nach der Schule sofort in ihr Zimmer zurückzieht. Kinder akzeptieren bis zu einem gewissen Alter das Verhalten anderer Kinder unreflektiert. Vor allem innerhalb der Familie ist das Verhalten der Geschwister normal, das heißt, sie haben es mitunter über viele Jahre nicht anders kennengelernt. Ab dem Besuch der Kita oder spätestens der Schule formen sich durch Vergleiche mit anderen Kindern Vorstellungen über »normales«, also gesellschaftskonformes, und »unnormales« Verhalten. Spä-

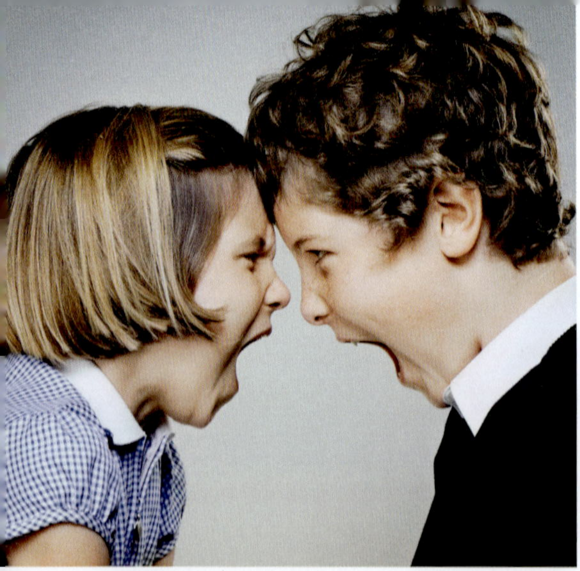

Benachteiligen Sie bitte nicht Ihr normalsensibles Kind. Dies führt nur zu Eifersucht und Streit.

testens dann wird das Verhalten des Bruders oder der Schwester hinterfragt. Das ist vor allem der Fall, wenn sich Klassenkameraden oder Freunde über das hochsensible Geschwisterkind erstaunt oder nicht nett äußern. Bewertungen von außen können stark verunsichern. Eine offene Gesprächskultur in der Familie und Verständnis auch für die Sorgen des Kindes, das Sie vielleicht als »Selbstläufer« sehen, sind wichtig.

Das normalsensible Kind gleich behandeln

Abgesehen von den mit der Geschwisterposition (Erst-, Zweitgeborenes, Mittelkind oder Nesthäkchen) verbundenen Herausforderungen können sich bei Geschwistern von hochsensiblen Kindern natürlich in Abhängigkeit der häuslichen Verhältnisse und Erziehung schneller Eifersucht oder das Gefühl der Benachteiligung entwickeln. Das hochsensible Geschwisterkind wird mit Samthandschuhen angefasst, es bekommt immer eine Extrawurst, es muss nicht mit zum Geburtstag der Tante, es darf trödeln oder sich nach der Schule erst ausruhen, bevor es die Hausaufgaben machen muss. Für unterschiedliche Behandlungen durch die Eltern haben alle Kinder ein feines Gespür. Gleichbehandlung ist nicht immer möglich, aber auch das normalsensible Kind sollte regelmäßig nach seinen Bedürfnissen gefragt werden. Zuwendung, Verständnis und Freiräume sind genauso wichtig, es sollte sich genauso geliebt und akzeptiert fühlen.
Fördern Sie bei Ihrem normalsensiblen Kind das Verständnis für die Wesensart des hochsensiblen Geschwisters. Achten Sie aber darauf, keinen Keil zwischen die beiden zu treiben, dem Hochsensiblen Verhaltensweisen in großem Maße zuzugestehen, diese aber dem Normalsensiblen mit dem Hinweis zu verweigern: »Du brauchst das nicht, du bist ja nicht so sensibel, du bist belastbarer, hast stärkere Nerven, bist unsensibel.«
Vermeiden Sie Vergleiche: »Dein Bruder ist viel aufmerksamer, deine Schwester ist nicht so fordernd …«
Verteilen Sie auch Aufgaben und Pflichten gerecht. Verbringen Sie Zeit mit jedem Kind allein. Gerade für das Geschwisterkind ist Einzelzeit mit einem Elternteil oder mit beiden Eltern etwas ganz Besonderes.

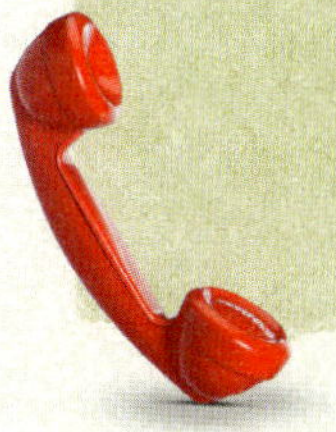

GUT KOMMUNIZIEREN

Vor allem für den Umgang mit Kindern unter 10 Jahren gilt: Verstand und Logik des Kindes ticken anders als bei Erwachsenen.

UNMITTELBARKEIT DER EMOTION

Vor allem kleine Kinder erfahren und lernen über das Gefühl – im Sinne von »eine Umarmung sagt mehr als tausend Worte«. Dabei ist die Unmittelbarkeit der Emotion wichtig. Ihr Kind wird es nicht verstehen, wenn Sie seine Umarmung ablehnen mit dem Hinweis, dass Sie erst die Einkäufe aufräumen müssen, um die Geste fünf Minuten später nachzuholen. Emotional befindet sich Ihr Kind dann in einem anderen Zustand.

GESPRÄCHSRITUALE

Kommunikation, vor allem über wichtige Themen, braucht Ruhe und ein passendes Umfeld. Was zwischen Tür und Angel besprochen wird, hat keinen Bestand. Gesprächsrituale bei einer Tasse Kakao, einem Spaziergang oder Ähnlichem sind besser.

PASSENDE KÖRPERSPRACHE

Schauen Sie Ihr Kind an, wenn Sie mit ihm reden. Setzen Sie sich gegenüber oder nebeneinander, vielleicht legen Sie Ihren Arm um die Schulter Ihres Kindes. Dann versteht es, dass Ihnen Ihre Botschaft wichtig ist.

Wenn Sie Ihr Kind ermahnen, sollte Ihre Mimik dies unterstreichen. Lächeln Sie nicht über eventuell lustige Reaktionen oder Antworten, sondern bleiben Sie ernst.

»ICH«-BOTSCHAFTEN

Eine Kommunikation in der Ich-Form ist klar und verständlich: »Ich möchte dein Zimmer nicht aufräumen, mach du das bitte.« »Ich sorge mich, wenn du spät heimkommst, sei bitte um 18 Uhr zu Hause.«

ABSPRACHEN TREFFEN

Besprechen Sie mit Ihrem Kind Ihre Pläne im Vorfeld. Zu viele unausgesprochene Überraschungen irritieren Ihr Kind (»Mami, du hast nicht gesagt, dass du weggehst« etc.) und zerstören auf Dauer das Vertrauen.

OFFENE GESPRÄCHSKULTUR

Pflegen Sie eine offene Gesprächskultur zu Hause. Seien Sie offen für die Meinungen, Ansichten und Gefühle Ihres Kindes. Sprechen Sie genauso über Ihre eigenen Befindlichkeiten, Ansichten und Träume. So schaffen Sie einen vertrauensvollen Umgang.

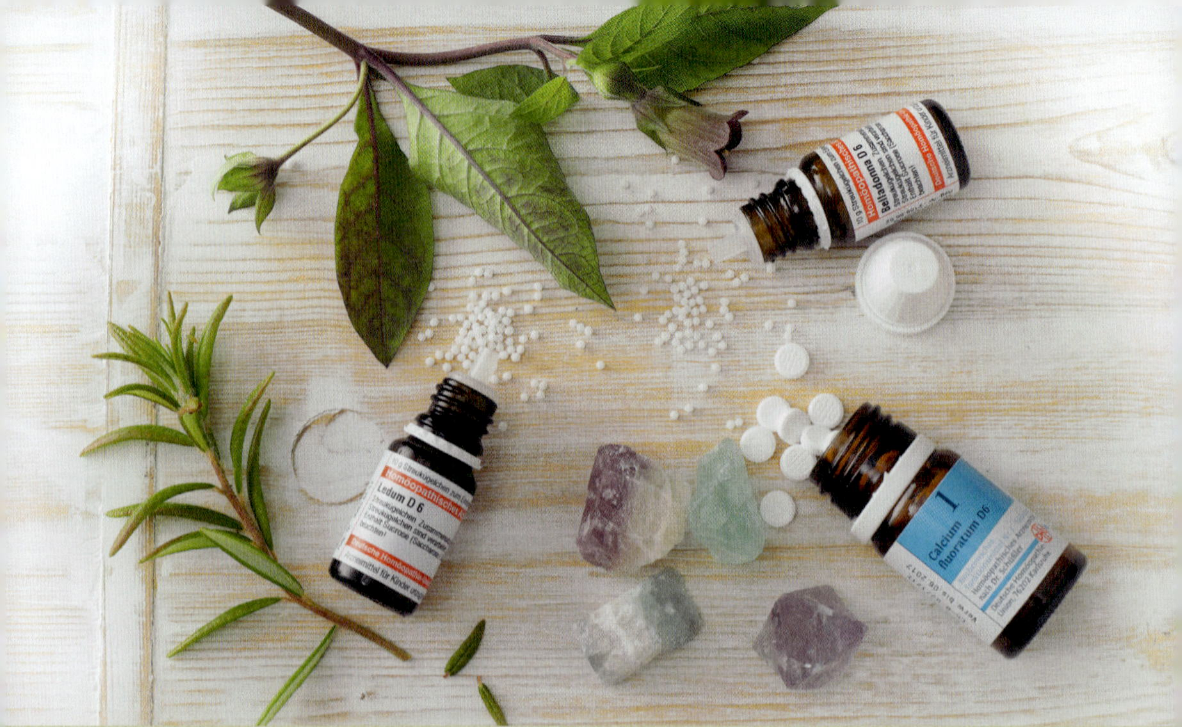

SANFTE HEILKUNDE IM ÜBERBLICK

Hochsensible Kinder reagieren auf gängige Medikamente in der Regel rascher und stärker als normalsensible. Mitunter werden die Medikamente weniger gut vertragen oder es treten häufiger Nebenwirkungen auf. Für eine Vielzahl von seelischen und körperlichen Beschwerden können naturheilkundliche Mittel eine Alternative oder sinnvolle Ergänzung zu herkömmlichen Behandlungsmethoden darstellen.

Wir stellen Ihnen im Folgenden Mittel und Techniken für die Selbstbehandlung Ihres Kindes vor, die sich unserer Erfahrung nach bewährt haben. Die Empfehlungen gelten für Kinder und Jugendliche vom Babyalter bis zum 16. Lebensjahr. Wenn Sie das Gefühl haben, dass Ihr Jugendlicher mit 17 oder 18 Jahren Unterstützung in diesem Thema braucht, dann gelten unsere Empfehlungen selbstverständlich auch dann noch.

Homöopathische Mittel

Die Homöopathie beruht auf dem Grundsatz »Ähnliches möge durch Ähnliches geheilt werden.« Lassen zum Beispiel die Inhaltsstoffe der Küchenzwiebel die Augen tränen und die Nase laufen, so wird das homöopathisch aufbereitete Mittel Allium cepa aus der Zwiebel genau für dieses Symptom eingesetzt: Schnupfen mit tränenden Augen. Homöopathie ist gerade aufgrund ihrer geringen Nebenwirkungen in der Kinderheilkunde sinnvoll. Bei Kindern bis zum 12. Lebensjahr übernehmen in der Regel die Krankenkassen die Kosten für das Homöopathikum. Es muss dann vom Kinderarzt verschrieben werden. Homöopathie eignet sich auch gut für hochsensible Kinder, weil sie die seelischen und körperlichen Selbstheilungskräfte schon mit geringen Dosen aktiviert. Dabei ist der Einsatz eines homöopathischen Mittels dann sinnvoll, wenn der Körper die Erkrankung noch selbst regulieren kann, wie zum Beispiel bei einer leichten Erkältung oder bei Halsschmerzen. Bei schwereren Erkrankungen wie Kinderkrankheiten, Diabetes, Asthma oder Knochenbrüchen kann Homöopathie zusätzlich zur bestehenden Therapie helfen.

Anwendung der Homöopathika

Das homöopathische Mittel wird nach den Symptomen ausgewählt. Beobachten Sie Ihr Kind daher genau: Schwitzt oder friert es, sind seine Wangen gerötet oder blass, welche Symptome haben die Blähungen genau (zum Beispiel an- und abschwellende Krämpfe oder Dauerschmerz). Auch die seelischen Aspekte werden berücksichtigt: Ist Ihr Kind zum Beispiel zusätzlich unruhig oder still, launisch oder traurig?

WICHTIG

ZUM ARZT!

Lassen Sie bei plötzlich auftretenden oder länger anhaltenden Schmerzen und bei Erkrankungen Ihres Kindes, die akut sind und / oder mit Fieber, Atemnot, Herz-Kreislauf-Problemen oder Flüssigkeitsverlusten (starker Durchfall, Erbrechen) einhergehen, immer erst die Ursache abklären:

- Bei einem Säugling, wenn dieser länger oder stärker als gewöhnlich weint, nach einem Ereignis wie Unfall oder Sturz, bei Fieber.
- Bei einem Kleinkind und Kind, wenn es über anhaltende Schmerzen klagt oder Fieber auftritt.

In diesen Fällen raten wir dringend von einer Selbstmedikation mit einem homöopathischen Mittel als Erstmaßnahme oder als Ersatz für ein verschriebenes Medikament ohne Rücksprache mit dem Kinderarzt ab.

Homöopathische Mittel werden bevorzugt als Kügelchen (Globuli), Tabletten, Tropfen (Dilution) oder Salben in der Kinderheilkunde eingesetzt. Eine 10-Gramm-Packung Globuli kostet etwa 6 bis 10 Euro.

POTENZEN

Für die Selbstbehandlung empfehlen wir niedrige (bis D10/C10) bis mittlere Potenzen (bis D30/C30). Diese haben ein etwas breiteres, gutes Wirkspektrum und wirken in der Regel über Stunden bis Tage. So können Sie Ihr Kind auf mögliche Nebenwirkungen hin gut beobachten und gegebenenfalls bei einer stärkeren Reaktion das Mittel nicht mehr geben und nach dem Abklingen der Symptome auf eine niedrigere Potenz wechseln, etwa von C12 auf D12 oder von D12 auf D6.

Ab Seite 79 beschreiben wir körperliche und seelische Beschwerden und empfehlen entsprechende homöopathische Mittel. Die Dosierung ▸ **siehe Seite 68** bezieht sich auf die Einnahme von Globuli. Empfehlen wir bei den Beschwerden Tropfen, dann ist die Dosierung dort ausdrücklich vermerkt.

Homöopathische Mittel geben Sie Ihrem Kind am besten als Globuli (Streukügelchen).

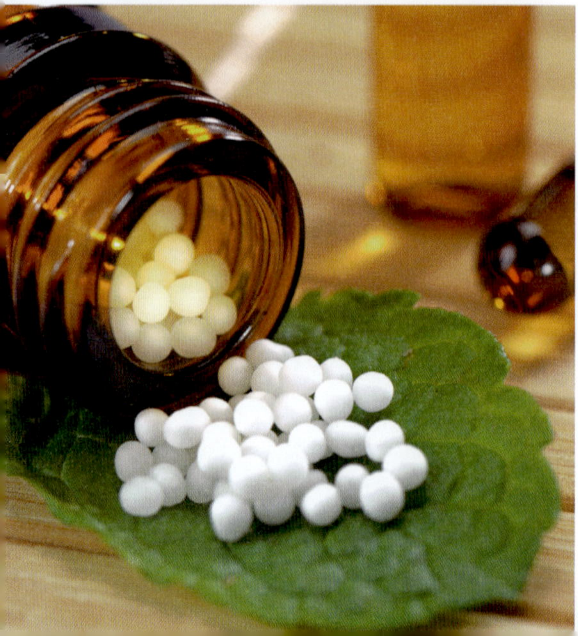

ERSTREAKTION

Wenn das Mittel passend gewählt wurde, vor allem in höheren Potenzen, dann können sich die Symptome vorübergehend verschlimmern. Eine kurzfristige Erstreaktion innerhalb von Stunden bis wenigen Tagen, vor allem wenn sich dabei der Allgemeinzustand verbessert, zeigt, dass der Heilungsprozess in Gang kommt. Eine Erstverschlimmerung kann zum Beispiel Durchfall sein oder starkes Schwitzen, oder Ihr Kind ist kurzfristig weinerlich. Setzen Sie bei starker Erstreaktion das Mittel für ein bis zwei Tage ab, lassen Sie den Körper reagieren und wählen Sie bei der nächsten Gabe eine niedrigere Potenz: statt D12 beispielsweise D6. Beobachten Sie Ihr Kind engmaschig weiter.

NEBEN- UND WECHSELWIRKUNGEN

Homöopathische Mittel sind in der Regel nebenwirkungsfrei bis -arm. Menthol beeinflusst allerdings die Wirkung, geben Sie darum Ihrem Kind das Mittel erst eine halbe

Stunde nach dem Zähneputzen und auch nicht zusammen mit Kaugummi oder mentholhaltigen Bonbons. Für Jugendliche gilt, das Mittel nicht zeitgleich mit Koffein oder Nikotin einzunehmen. Tropfen sollten von einem Plastiklöffel (nicht Metall) direkt in den Mund, Globuli auch aus der Hand eingenommen werden.

Heilungsblockade: Wenn Ihr Kind gar keine Reaktion auf das gewählte Mittel zeigt, überprüfen Sie noch einmal die Symptome und Ihre Mittelauswahl, vielleicht haben Sie eine Kleinigkeit übersehen. Es ist aber auch möglich, dass die Wirkung des Mittels unter anderem durch ein emotionales Ereignis wie Trennung, Schock oder Trauer blockiert wird. Wenden Sie sich in diesem Fall an einen erfahrenen Therapeuten.

INFO

SCHÜSSLER-SALZE

Die **Schüßler-Salze** gehen zurück auf den deutschen Arzt Wilhelm Heinrich Schüßler (1821–1898). Zugrunde liegt seine Überzeugung, dass Krankheiten auf zellulärer Ebene entstehen. Fehlen der Körperzelle Mineralien, hat dies Auswirkungen auf die Gesundheit. Schüßler befand 12 Mineralien und ihre Verbindungen als essenziell. Die Salze Nr. 1 bis Nr. 12 nannte er Funktionsmittel. Zudem gibt es noch die Ergänzungsmittel Nr. 13 bis Nr. 27. Die Salze stärken das Immunsystem und eignen sich gut zur Behandlung von Kindern. Es gibt sie als Tabletten in jeder Apotheke. Eine 80-Stück-Packung kostet etwa 4 bis 5 Euro. Daneben sind auch **Schüßler-Salben** erhältlich. Sie unterstützen die innerliche Wirkung der Salze von außen. Die 50-Gramm-Tube kostet ca. 8 Euro. Die richtige Dosierung von beiden finden Sie auf Seite 69.

MITTEL KOMBINIEREN

Wir empfehlen, ein einziges Mittel zu nehmen und nicht mehrere Mittel zur selben Zeit. Sollten sich die Beschwerden nicht innerhalb von drei Tagen bessern, setzen Sie das Mittel ab. Wählen Sie dann nach einer Pause von mindestens zwölf Stunden ein neues Mittel aus.

KONSTITUTIONSBEHANDLUNG

Für eine Konstitutionsbehandlung (eine auf geistiger, seelischer und körperlicher Ebene sehr tief greifende Behandlung) werden Mittel in sehr hohen Potenzen eingesetzt. Wir empfehlen ausdrücklich keine Selbstmedikation Ihres hochsensiblen Kindes mit einem Konstitutionsmittel. Nur ein erfahrener Kinderarzt oder Heilpraktiker weiß, bei welcher Diagnose er ein bestimmtes Konstitutionsmittel einsetzen kann.

NATURHEILKUNDLICHE MITTEL DOSIEREN

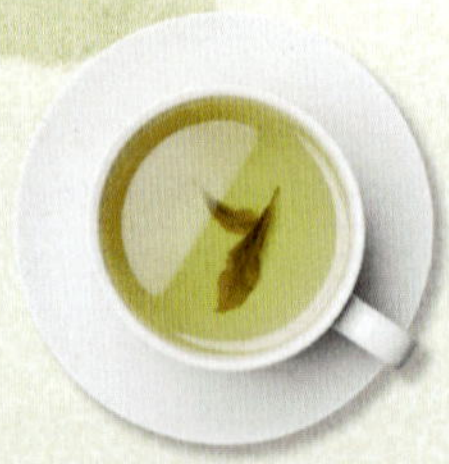

Naturheilkundliche Mittel setzen leichtere Reize und wirken sanfter, deshalb eignen sie sich sehr gut für hochsensible Kinder.

Je nach Alter der Kinder werden die Mittel anders dosiert. Beachten Sie deshalb bitte insbesondere bei Säuglingen und Kleinkindern die angegebene Dosierung. Geben Sie die Mittel jeweils bis zur Besserung.
Wichtig: Wenden Sie nicht Mittel aus mehreren Therapieformen gleichzeitig an, sondern stets nur eine Therapieform.

HOMÖOPATHISCHE MITTEL

Dosierung bei akuten Schmerzen:
- Säuglinge: 1-mal pro Stunde 1 Globulus bis maximal 3 Stunden (in Wasser gelöst)
- Kleinkinder bis Jugendliche: 1-mal pro Stunde 3 Globuli bis maximal 5 Stunden

Dosierung bei akuten Beschwerden:
- Säuglinge: stündlich 1 Globulus, maximal 3-mal täglich; anschließend 3-mal täglich 1 Globulus in Wasser gelöst
- Kleinkinder (bis zum 6. Lebensjahr): stündlich 2 Globuli, maximal 4-mal täglich; anschließend 3-mal täglich 2 Globuli
- Kinder (6. bis 12. Lebensjahr): stündlich 3 Globuli, maximal über 5 Stunden; anschließend 3-mal täglich 3 Globuli
- Jugendliche (ab 12. Lebensjahr): stündlich 4 Globuli, maximal 6-mal täglich; anschließend 3-mal täglich 4 Globuli

Dosierung bei allgemeinen Beschwerden:
- Säuglinge: 3-mal täglich 1 Globulus in Wasser gelöst
- Kleinkinder (bis zum 6. Lebensjahr): 3-mal täglich 2 Globuli
- Kinder (6. bis 12. Lebensjahr): 3-mal täglich 3 Globuli
- Jugendliche (ab 12. Lebensjahr): 3-mal täglich 4 Globuli

Potenz und Anwendungsdauer bei akuten und allgemeinen Beschwerden
Für jedes Alter empfehlen wir Mittel meist in der Potenz D6 oder C6, Einnahme über 1 bis 2 Wochen. Halten die Beschwerden an, wechseln Sie auf die Potenz D12 oder C12 und geben Ihrem Kind täglich morgens und abends je 3 Globuli (Säuglinge 1 Globulus) über 1 weitere Woche. Bessern sich die Beschwerden, reduzieren Sie die Einnahme allmählich auf 1-mal täglich, 1-mal wöchentlich, alle 2 Wochen usw. Ist Ihr Kind beschwerdefrei, setzen Sie das Mittel ab.

SCHÜSSLER-SALZE

Sie finden hier nur die Dosierung. Weitere Infos zur Anwendung stehen bei den Mitteln im 3. Kapitel.

- **Säuglinge:** ½ Tablette täglich. Das Salz in abgekochtem, heißem Wasser auflösen und der Flaschennahrung zugeben oder dem Baby auf die Lippen streichen.
- **Kleinkinder bis 4 Jahre:** 2-mal ½ Tablette täglich. Das Salz in heißem Wasser auflösen und abgekühlt zum Trinken geben.
- **Kinder ab 4 Jahren:** 2-mal 1 Tablette täglich lutschen.
- **Kinder ab 10 Jahren:** 2 Tabletten täglich lutschen.

Wichtig: Salz Nr. 8 nicht länger als 4 Wochen geben, dann zeigt sich typischerweise eine Verschlimmerung der Beschwerden. Salz Nr. 6 nicht als Alleinmittel geben; die Reaktion kann extrem stark ausfallen.

SCHÜSSLER-SALBEN

Die Salben werden 1- bis 2-mal täglich auf die Haut aufgetragen.

BACH-BLÜTEN

Die Bach-Blütentherapie ist eine lang angelegte Therapie, da sie tief in die seelischen Zustände eingreift. 4 Wochen bis 3 Monate Anwendungsdauer sind üblich.

Akutdosis:

- Säuglinge: 1 Tropfen der Blüte in 20 ml Milch oder Wasser auflösen und über eine halbe Stunde geben
- Kleinkinder bis Jugendliche: alle 30 Minuten 2 Tropfen der Blüte direkt auf die Zunge geben, Kleinkindern höchstens über 2 Stunden, Jugendlichen über einen Tag, dann zur Normaldosis wechseln und das Mittel mindestens über 4 Wochen geben.

Normaldosis:

- Säuglinge: 2 Tropfen der Blüte in 20 ml Milch oder Wasser auflösen und über den Tag verteilt geben
- Kleinkinder bis Jugendliche: Geben Sie 3-mal täglich 3 Tropfen der Blüte aus der Flasche auf die Zunge oder 10 Tropfen in ein Glas stilles Mineralwasser und lassen Sie Ihr Kind diese Mischung über den Tag verteilt trinken.

HEILPFLANZEN ANWENDEN

Wir empfehlen im Kapitel 3 vorwiegend Tees aus einzelnen Kräutern oder Kräutermischungen sowie Salben.

Teezubereitung: Wenn bei den Beschwerden nichts anderes vermerkt ist, übergießen Sie 1 Teelöffel der Kräuter mit 100 ml sehr heißem Wasser, lassen den Tee zugedeckt 3 bis 5 Minuten ziehen und gießen ihn ab.

Dosierung:

- Säuglinge: Die Dosierung richtet sich nach der Heilpflanze. Bitte Rücksprache mit dem Kinderarzt oder Heilpraktiker!
- Kinder ab 2 Jahren: ¼ Tasse Tee / Tag
- ab Schulkindalter: 1 Tasse Tee / Tag
- in der Pubertät: bis zu 3 Tassen über den Tag verteilt

Bach-Blüten – ganzheitliche Persönlichkeitstherapie

Die Bach-Blütentherapie basiert auf der Vorstellung, dass jeder Beschwerde ein seelisches Ungleichgewicht zugrunde liegt. Namensgeber ist der englische Arzt Edward Bach (1886–1936), der die Therapie Anfang des letzten Jahrhunderts entwickelte. Bach beschrieb 38 Blüten und ihre Wirkung. Zusätzlich gibt es die Blütenkombination Rescue Remedy® (Notfalltropfen). Die Blüten sind in Apotheken in Alkohol konserviert erhältlich. Die 20-Milliliter-Fläschchen kosten etwa 10 Euro. Für Kinder gibt es Bach-Blütenlösungen auf Essiggrundlage.

Die Bach-Blüte Cerato hilft einem unsicheren, entscheidungsschwachen Kind.

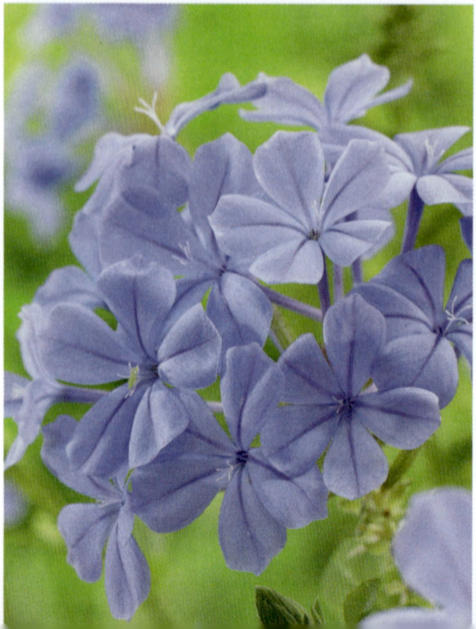

Bach-Blüten lösen seelische Blockaden, fördern den Zugang zu intuitivem Wissen und unterstützen die Selbstheilungskräfte auf seelischer Ebene. Gerade für die Behandlung feinfühliger Kinder eignen sich Bach-Blüten deshalb hervorragend.

Die richtige Blüte finden

- Beobachten Sie Ihr Kind: Welche Charaktereigenschaft zeigt sich in der derzeitigen Situation besonders stark (Schüchternheit, ängstliches Verhalten, Wutanfälle, mangelndes Selbstwertgefühl etc.)?
- Was hat die Beschwerde ausgelöst (Kummer, Stress, Sorgen, Angst, Mobbing etc.)?
- In welchem (Gefühls-)Zustand befindet sich Ihr Kind momentan (Angst, Wut, Nervosität etc.)?

Wählen Sie die entsprechende Blüte. Wenn mehrere Blüten zu der Beschwerde passen, dann können Sie bis zu vier Blüten in einem Fläschchen in der Apotheke mischen lassen. Zur Dosierung ▸ **siehe Seite 69.**

SO WIRKEN BACH-BLÜTEN

Dr. Bach nannte den Heilungsprozess »von außen nach innen dem Grundproblem näherkommen«. Ihr feinfühliges Kind ist zum Beispiel seelisch verletzt (Mobbing in der Schule) und wütend. Durch Einnahme der entsprechenden Blüte bessert sich die Wut. Sie stellen aber fest, dass Ihr Kind nach dem Abklingen der Wut traurig ist. Der Hintergrund könnte sein, dass Ihr Kind über das

Mobbing in erster Linie traurig war, doch die Trauer nicht »herauslassen« konnte. Stattdessen hat es die Trauer mit Wut kompensiert. Wählen Sie eine neue Blüte, wenn sich ein neues Symptom zeigt. Im genannten Beispiel setzen Sie die Blüte, die Sie für Wut gewählt haben, ab und wählen nun eine Blüte, um die zutage getretene Traurigkeit zu behandeln.

Pflanzen als Arzneimittel

Seit mehr als 5000 Jahren werden aus Pflanzen gewonnene Arzneimittel (Phytotherapeutika) zu Heilzwecken verwendet.

WICHTIG

RICHTIG REAGIEREN BEI EINER ALLERGIE

Geben Sie Ihrem Kind kein Phytotherapeutikum bei bekannter Allergie gegen die entsprechende Pflanze oder ihren Wirkstoff. Achten Sie vor allem bei Säuglingen bei Anwendungen von Cremes auf eventuelle allergische Reaktionen der Haut (Rötung, Pusteln, Ausschläge). Die Creme sofort mit neutralem Öl abwischen und absetzen. Rufen Sie bei stärkeren Reaktionen (Atemnot, das Baby krümmt sich) sofort den Notarzt.

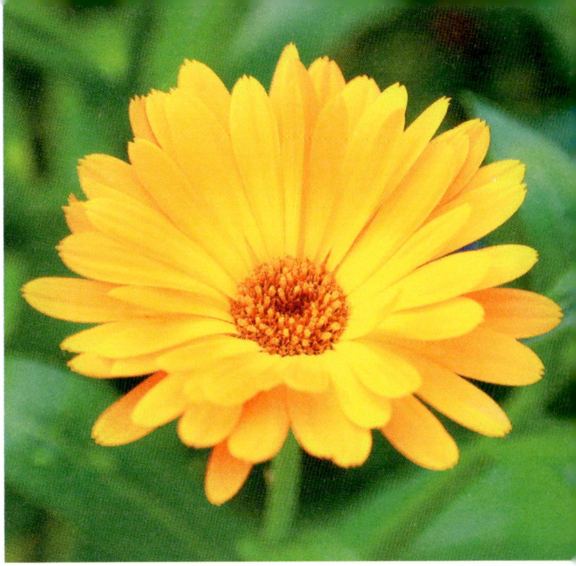

Die Ringelblume ist eine wichtige Heilpflanze bei allen Entzündungen der Haut.

Heutzutage werden Wirkstoffe von etwa 20000 Pflanzenarten in der Arzneimittelherstellung eingesetzt. Je nach Eigenschaft der jeweiligen Pflanze wirken diese zum Beispiel antibakteriell, antiviral, schmerzlindernd, das Immunsystem stärkend oder den Schlaf fördernd. So hemmen zum Beispiel Wirkstoffe der Heidelbeere, sogenannte Anthocyane, Entzündungen. Auch die ätherischen Öle und die Flavonglykoside der Kamille wirken entzündungshemmend, zusätzlich noch krampflösend.

Selbstbehandlung

Phytotherapeutika eignen sich für die Behandlung von Beschwerden bei hochsensiblen Kindern sehr gut. Sie sind unter anderem als Kapseln, Tee, Pulver, Tinkturen und Salben erhältlich.

INFO

AROMATHERAPIE

Dies ist eine Form der Pflanzenheilkunde, bei der leicht flüchtige ätherische Öle eingesetzt werden. Die Pflanzen produzieren diese Öle in besonderen Öldrüsen, um Insekten zum Bestäuben anzulocken, Schädlinge abzuwehren oder sich gegen Krankheiten zu schützen. Ätherische Öle werden meist zur Heilung eingesetzt, indem man ein paar Tropfen davon in eine Duftlampe gibt. Die Duftstoffe gelangen relativ leicht bei Hautkontakt oder beim Einatmen in den Körper. Sie beeinflussen zum Beispiel die Gefühle positiv, lindern Krämpfe oder wirken immunstimulierend.

Achtung bei Säuglingen und Kleinkindern: Ätherische Öle dürfen Sie nicht direkt auf die Haut geben oder einatmen lassen!

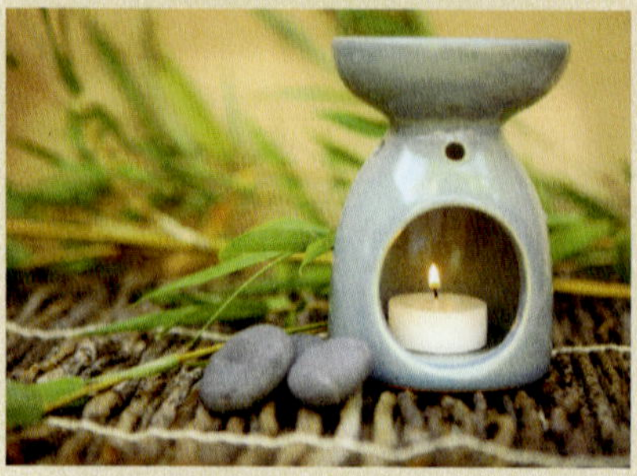

Adaptogene

Adaptogene empfehlen wir für Erwachsene im Elternteil ab Seite 128. Diese Sondergruppe der Phytopharmaka enthält pflanzliche Wirkstoffe, die besonders gut gegen Stress und Überlastung helfen. Sie wirken immunstimulierend, stärken Psyche und Körper und beugen Erschöpfung und Burnout vor. Beispiele dafür sind Rosenwurz *(Rhodiola rosea)*, Eberwurz *(Carlina acaulis)* oder Färberwurzel *(Rubia tinctorum)*.

Entspannungstechniken

Unter Reizüberflutung leiden hochsensible Kinder noch mehr als normalsensible. Es wäre wünschenswert, wenn Sie als Eltern Ihrem Kind einen entspannten und stressfreien Alltag vorleben könnten. Aber wir wissen natürlich, wie schwer und illusorisch dieser Wunsch in unserer heutigen Zeit ist. Sie könnten aber allein aus gesundheitlichen Gründen sowohl Ihrem hochsensiblen Kind als auch sich selbst beziehungsweise Ihnen beiden helfen, wenn Sie regelmäßig für aktive Entspannung in Ihrem Leben sorgen.
Sie als Eltern kennen Ihr Kind am besten und wissen, ob eine konzentrierende (Atemübung) oder aktivierende Maßnahme (Geschichten erzählen lassen) besser passt. Eine altersgerechte und spielerische Herangehensweise unter Berücksichtigung der jeweiligen Interessen ist optimal für den Erfolg der empfohlenen Maßnahme.

WICHTIG

BITTE BEACHTEN!
Es gibt Kinder, die sowohl auf sanfte Mittel als auch auf Entspannungstechniken gegenteilig reagieren. So kann manchen Kindern zum Beispiel die Stille, die durch eine Yoga-Übung erreicht wird, Angst machen und ruft statt Entspannung dann noch stärkere Nervosität hervor. Brechen Sie in dem Fall die Übung direkt ab. Was für diese Kinder passend ist, lesen Sie an den jeweiligen Stellen.

Im Folgenden stellen wir Ihnen verschiedene Methoden vor, mit denen Sie bei Ihrem Kind Entspannung erreichen. Angeboten werden entsprechende Eltern-Kind-Kurse oder auch Kurse nur für die Kleinen ▸ **siehe Adressen Seite 139**. Die praktischen Übungen finden Sie an entsprechender Stelle bei den Beschwerden ab Seite 79.

Yoga für Kinder

Das Wort »Yoga« stammt aus dem Sanskrit und bedeutet »Verbindung«, »Vereinigung«, »Methode«. Yoga für Kinder fördert Körpergefühl, Konzentration, Wahrnehmung und sorgt für Entspannung und Ausgeglichenheit. Bei Jugendlichen ist es ein sinnvolles Tool, um mit Stress und Aggressionen umzugehen. Yoga stärkt das Selbstbewusstsein. Studien von P. Chu et al. aus dem Jahr 2014 (European Journal of Preventive Cardiology 23 (3) 2014) beweisen, dass Yoga außerdem das Herz-Kreislauf-System und Immunsystem stärkt. Sinnvoll ist Yoga für Kinder ab 4 bis 5 Jahren, eventuell auch schon früher. Yoga-Übungen für Kinder sind abgewandelte, spielerische Übungen, welche unter anderem auch die Wachstumsphasen berücksichtigen und darum weniger stark die kindlichen Knochen und Gelenke belasten. Auf Seite 139 finden Sie Adressen dazu.

Meditation für Kinder

Meditation beruhigt und sammelt den Geist, sie kann schon ab dem Grundschulalter kognitive Leistungen verbessern und Ihrem

INFO

ATEMÜBUNGEN FÜR KINDER
Das Erlernen einer Atemtechnik kann unter anderem Angst lösen, beruhigen, gegen Stress helfen, zum besseren Einschlafen und zu Ausgeglichenheit verhelfen. Es gibt viele Techniken und Lehren, die schon ab Kleinkindalter sinnvoll sind. In Kapitel 3 finden Sie bei den entsprechenden Beschwerden Atemübungen für Ihr Kind ▸ **siehe Seite 121.**

Kind unter anderem zu einer emotionalen Stabilität und Gelassenheit verhelfen. Denn in der Meditation lernt Ihr Kind, Gefühle wie Angst, Ärger oder Traurigkeit anzunehmen und damit in einen neutralen oder positiven Gefühlszustand zu kommen.

Studien von F. Zeidan et al. belegen, dass Meditation körperliche Symptome wie zum Beispiel Schmerzen lindern kann (Journal of Neuroscience, 31 (14) 2011).

Meditation ab 3 Jahren: Meditation über 1 bis 5 Minuten täglich berücksichtigt die kurze Aufmerksamkeitsspanne von Kindern in diesem Alter.

Meditation ab 6 Jahren: In der Grundschule wird das Stillsitzen während des Unterrichts zu einer ernsthaften Herausforderung. Meditation zu Beginn der Stunde oder auch als Abschluss fördert gleichzeitig die Aufmerksamkeit und Entspannung. Sehr hilfreich ist eine angeleitete Meditation zu Musik oder Klängen in speziellen Kursen. Immer noch sind wenige Minuten (5 bis 10 Minuten) ausreichend.

Meditation ab 10 Jahren: In Indien wurden Kinder klassischerweise im Alter von 10 Jahren an Meditation herangeführt. 15 Minuten sind eine gute Zeitspanne.

INFO

PROGRESSIVE MUSKELENTSPANNUNG

Diese Entspannungsmethode wurde in den 1920er-Jahren von dem amerikanischen Arzt Edmund Jacobson entwickelt. Sie basiert auf der Beobachtung, dass bei ängstlichen, gestressten Menschen die Muskelspannung vor allem in der Skelettmuskulatur messbar erhöht ist. Umgekehrt reduzieren sich Angst und Stress, wenn die Muskelspannung abnimmt. Die progressive Muskelentspannung ist gerade für hochsensible Kinder, die sowieso ein feines Gespür für ihren Körper besitzen, leicht und spielerisch erlernbar. Die Methode eignet sich auch gut für körperlich unruhige und geistig nervöse Kinder.

So geht es: Bei dieser Methode werden Muskelpartien und einzelne Muskeln aktiv angespannt und plötzlich entspannt: Die Schultern werden hochgezogen, dann fallengelassen; die Zehen werden gespreizt, dann entspannt; der Bauch wird angespannt, entspannt usw. Darüber kommen Geist und Seele zur Ruhe. Der Sinn besteht darin, dass die Kinder mit der Zeit ein Gefühl dafür bekommen, wie sich Entspannung anfühlt, und dies zu schätzen lernen.

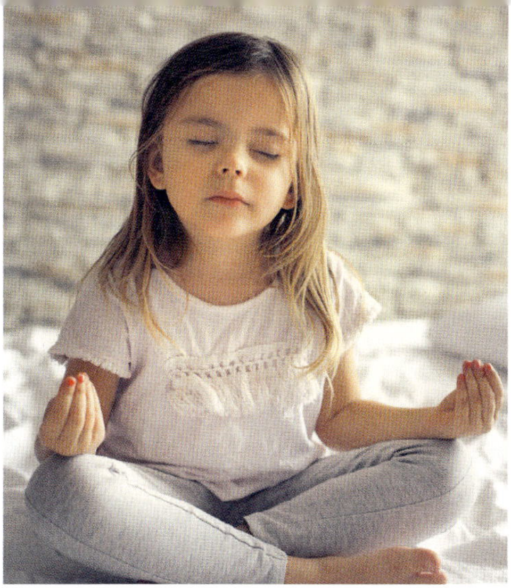

Kinder können bereits ab einem Alter von drei Jahren das Meditieren erlernen.

Meditation ab 12 Jahren: Ab diesem Alter sind Erwachsenenmeditationen (Sprache, Zeitdauer, Vermittlung von spirituellen Inhalten) sinnvoll. Jugendliche finden in der Regel Kindermeditation jetzt uncool. Ein Seminar, Workshop oder eine Meditation im Rahmen eines Yogakurses werden oft sehr gut von den Jugendlichen angenommen.

Traumkörperreisen

Sie sind aus dem autogenen Training entlehnt: Ihr Kind legt sich auf den Rücken und schließt die Augen. Sie erzählen eine Geschichte, in der Ihr Kind und seine Körperpartien eine aktive Rolle spielen, wie zum Beispiel: »Lotte ist in einem fremden Land auf einer grünen Wiese, auf der gelbe Blumen blühen. Vom Rand der Wiese führt eine Leiter einen Berg hinunter ans Meer. Lotte legt sich in den Sand, ihre Arme hat sie neben ihrem Körper liegen. Ihr Rücken wird ganz warm in dem heißen Sand, ihre Arme werden schwer. Lotte schaut in den Himmel, Wolken ziehen vorüber, auf jeder Wolke sitzt ein kleiner Drache und zwinkert ihr zu. Erst klopft ihr Herz 10-mal ganz stark, dann wird es ruhiger und schlägt nun gleichmäßig leise und ruhig« usw.

MEIN PERSÖNLICHER TIPP

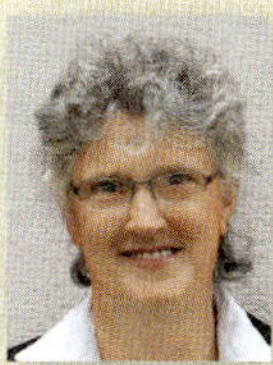

»INDIVIDUELLE MASSNAHMEN«

Dieser Punkt steht bewusst in Anführungszeichen. Jedes Kind ist ein Individuum, ein hochsensibles Kind ist erst recht sehr eigen. Viele hochsensible Kinder suchen sich selbst ganz unbewusst Tätigkeiten, bei denen sie sich entspannen. So zieht sich Ihr Kind eventuell regelmäßig zurück und liest oder bastelt oder malt, spielt mit Spielzeugautos oder Stofftieren und will dabei auch nicht gestört werden. Wenn Ihr Kind so eine individuelle »Entspannungsmaßnahme« für sich wählt, akzeptieren Sie dies. In dem Fall braucht Ihr Kind eventuell nur noch sehr wenig zusätzliche Anregung.

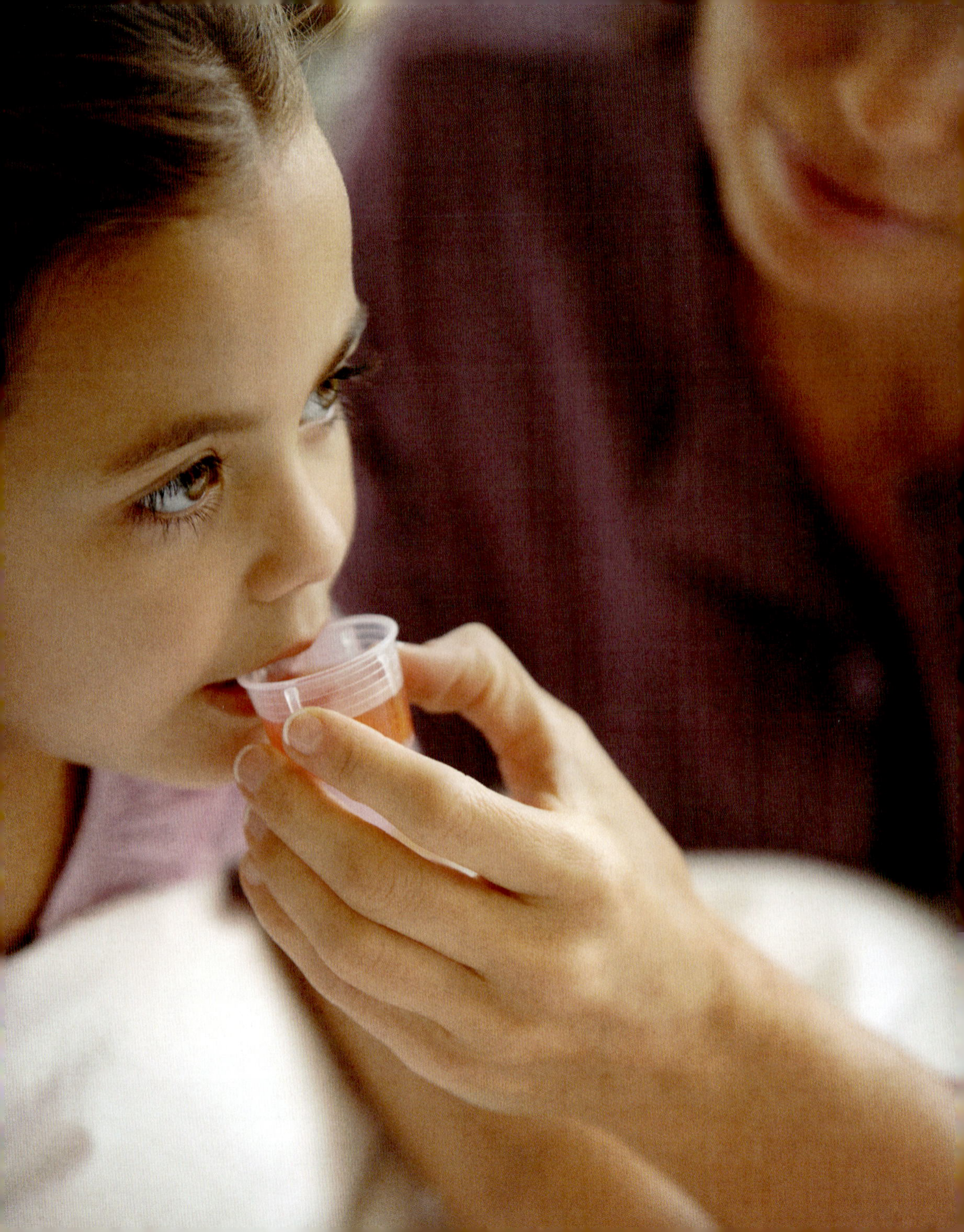

RAT UND HILFE FÜR DEN ALLTAG

IN DIESEM KAPITEL FINDEN SIE FÜR IHR HOCHSENSIBLES KIND SANFTE UNTERSTÜTZUNG BEI KÖRPERLICHEN UND SEELISCHEN BELASTUNGEN. AUCH FÜR SIE ALS ELTERN / ERZIEHER HABEN WIR AB SEITE 128 HILFREICHE MASSNAHMEN FÜR BELASTENDE SITUATIONEN ZUSAMMENGESTELLT.

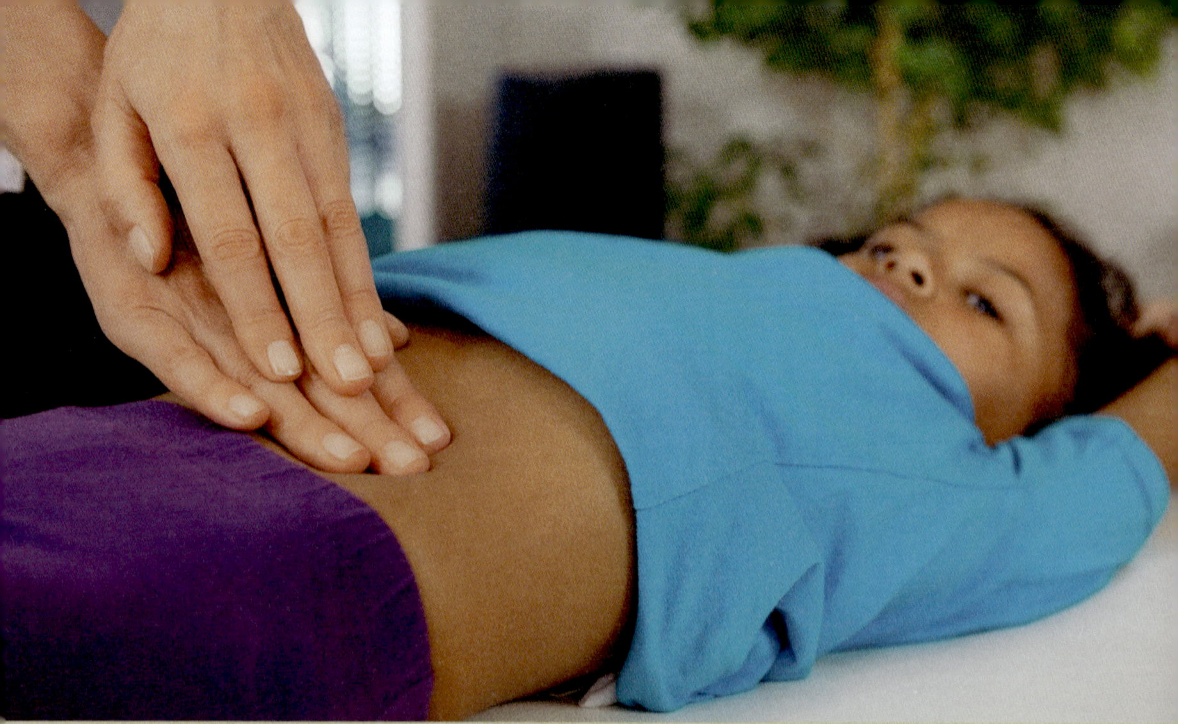

HILFE BEI KÖRPERLICHEN SYMPTOMEN

Hochsensible Kinder nehmen mehr Reize aus der Umwelt und aus ihrem Inneren wahr als normalsensible Kinder. Die tägliche Herausforderung besteht in der Verarbeitung dieser umfangreichen Eindrücke, was meist anstrengend und kraftzehrend ist. Körperliche und psychische Beschwerden können als Reaktionen auf Reizüberflutung auftreten. In diesem Kapitel finden Sie körperliche Beschwerden in alphabetischer Reihenfolge, ab Seite 98 folgen seelische Belastungen. Ab Seite 128 geben wir betroffenen Eltern und Angehörigen Tipps.

Aufbau der Beschwerdebilder: Auf eine kurze Beschreibung der Symptome folgt unsere Empfehlung von sanften Mitteln und Methoden – je nach Thema sind das unter anderem Bach-Blüten, Homöopathika, phytotherapeutische Mittel, Schüßler-Salze und verschiedene Entspannungsübungen.

Allergien

Bei einer Allergie hat das Immunsystem Antikörper gegen körperfremde, aber harmlose Stoffe wie Hausstaub, Pollen, Tierhaare oder Bestandteile in der Nahrung gebildet. In der Folge reichen oft kleinste Mengen des Allergens, etwa Spuren von Erdnüssen im Essen, für eine heftige allergische Reaktion aus. Botenstoffe im Körper wie Histamin lösen tränende Augen, Niesen, Schwellungen, Juckreiz oder Hautausschlag ▸ **siehe Seite 88** aus. Hochsensible neigen vermehrt zu Allergien. **Wichtig:** Rufen Sie bei einem akuten allergischen Geschehen mit Atemnot den Notarzt.

So unterstützen Sie Ihr Kind allgemein bei Allergien

ÄTHERISCHE ÖLE

Immunstimulierendes Bad: Mischen Sie 2 Tropfen **Lemongrasöl**, je 3 Tropfen **Melissen-** und **Thymianöl** sowie 4 Tropfen **Lavendelöl extra** mit 3 EL süßer Sahne. Die Mischung geben Sie in das Badewasser. Je nach Alter lassen Sie Ihr Kind einmal wöchentlich 5 bis 20 Minuten darin baden.

So unterstützen Sie Ihr Kind bei Heuschnupfen

BACH-BLÜTEN

Beech ist die wichtigste Allergieblüte. Ihr Kind leidet an Heuschnupfen.

HOMÖOPATHISCHE MITTEL

Galphimia glauca D12: Geben Sie vorbeugend sechs Wochen lang vor der Heuschnupfenperiode 1-mal 4 Globuli.
Galphimia glauca D6: Geben Sie im akuten Stadium (Heuschnupfen mit Schnupfen, Niesanfällen und Atembeschwerden) 3-mal täglich 3 Globuli.
Allium cepa D6: Die Nase läuft permanent.
Kalium jodatum D6: Die Augen tränen und jucken.
Sabadilla D6: Die Nase läuft nur an manchen Tagen, Ihr Kind hat zudem Kreislaufprobleme und leidet eventuell unter einer weiteren Allergie (Hausstaub, Milben etc.).

INFO

BITTE BEACHTEN

- Die Dosierungsangaben für alle in diesem Kapitel genannten Mittel finden Sie auf Seite 68 / 69. Davon abweichende Dosierungen nennen wir bei den Mitteln.
- Nennen wir bei Fertigpräparaten keine Dosierung, richten Sie sich bitte nach der Packungsbeilage.
- Die in diesem Kapitel genannten Fertigpräparate sind nur Beispiele. In der Apotheke sind weitere Mittel mit den gleichen oder ähnlichen Inhaltsstoffen erhältlich.

PHYTOTHERAPEUTISCHE MITTEL

Die **Brennnessel** *(Urtica dioica)* stoppt die Schleimproduktion und wirkt unterstützend bei Heuschnupfen.

Lakritze *(Glycyrrhiza glabra)*, zum Beispiel als Lakritzstange aus der Apotheke, hilft bei laufender Nase. Geben Sie maximal eine kleine Stange (16 g) pro Tag.

Augenbeschwerden

Gerade für die Augen hochsensibler Kinder kann die tägliche visuelle Informationsflut sehr anstrengend und ermüdend sein. Sie können brennen und tränen, der Lidrand kann nervös flattern.

INFO

NAHRUNGSMITTELALLERGIE

Leidet Ihr Kind unter einer getesteten Nahrungsmittelallergie, gibt es leider keine Alternative: Vermeiden Sie konsequent das Allergen, indem Sie es aus dem Speiseplan Ihres Kindes streichen. Informieren Sie auch die Kita, Schule und alle Personen, die Ihr Kind betreuen.

Zusätzlich können Sie Ihrem Kind die Bach-Blüte Beech verabreichen, wenn es immer wieder unter Allergien mit Hautausschlägen leidet.

So unterstützen Sie Ihr Kind

BACH-BLÜTEN

Aspen: Die Augen Ihres Kindes sind lichtempfindlich aufgrund von Überanstrengung (langes Lesen, langes Schauen in eine Lichtquelle wie Smartphone oder Tablet, stundenlanges Sitzen an der Playstation).

HOMÖOPATHISCHE MITTEL

Euphrasia D6: Ihr Kind hat müde und gerötete Augen, die sehr lichtempfindlich sind und tränen. Es muss ständig blinzeln.

Ruta D6: Die Augen sind müde, heiß und brennen. Lesen erzeugt Kopfschmerzen.

ENTSPANNUNGSÜBUNGEN

Führen Sie diese leichten Übungen spielerisch mit Ihrem Kind durch. Sie beugen müden, tränenden, angespannten Augen vor.

Palmieren: Ihr Kind reibt seine Handflächen aneinander, um sie zu erwärmen, und deckt dann die Augen damit ab. Dabei kreuzt es die Finger beider Hände über der Stirn. Je länger die Augen im Dunkeln entspannen können, desto besser. Beginnen Sie am ersten Tag mit 30 Sekunden und verlängern Sie den Zeitraum allmählich. Mindestens fünf Minuten sind das Ziel.

Aktives Blinzeln: Blinzen verteilt die Tränenflüssigkeit auf den Augen und hält diese feucht. Dazu sollte Ihr Kind mehrmals am Tag aktiv 5-mal kräftig hintereinander blinzeln. Machen Sie eine lustige Übung daraus, indem Sie das aktive Blinzeln mit Grimassenziehen verbinden.

Bauchbeschwerden

Der Bauch hochsensibler Kinder reagiert empfindlich auf körperliche und psychisch belastende Situationen. Ernährungsumstellung auf einer Reise, Schulstress, Mobbing,

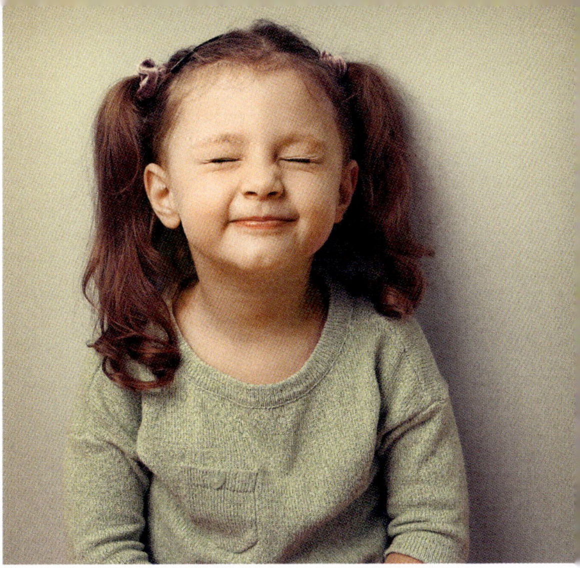

Aktives Blinzeln fällt Kindern leichter, wenn sie Grimassen schneiden.

Streit zwischen den Eltern oder ein unruhiger Tagesrhythmus sind neben Infektionen ursächlich. Druck im Bauch, Schmerzen, Krämpfe, Übelkeit, Blähungen, Durchfall oder Verstopfung sind mögliche Symptome. **Wichtig:** Bitte lassen Sie bei Bauchschmerzen immer eine mögliche körperliche Ursache vom Kinderarzt abklären.

So unterstützen Sie Ihr Kind bei Blähungen

Blähungen können die Folge von viel verschluckter Luft sein oder auch durch bestimmte Nahrungsmittel ausgelöst werden. Hochsensible Kinder vertragen zum Beispiel oft keine Hülsenfrüchte, Soja- oder Milchprodukte oder auch kein Steinobst. Eventuell besteht bei Ihrem Kind eine Nahrungsmittelunverträglichkeit ▸ **siehe Seite 85.**

INFO

REIZE BEGRENZEN

Es gibt heute fast keinen Haushalt mehr ohne Gameboy, Playstation, Tablet oder Smartphone und Social Media. Wie Sie als Eltern dieses Thema mit Ihren Kindern handhaben, können wir Ihnen nicht vorschreiben. Fakt ist: Alle Kinder hierzulande zählen zu den Digital Natives, also zu den Kindern, denen das Internet-Gen quasi in die Wiege gelegt wurde, deshalb ist Multimedia heutzutage eine Hauptquelle für Reizüberflutung, vor allem für Ihr hochsensibles Kind.

Unsere Empfehlung für Medienkonsum pro Tag

- bis 2 Jahre: maximal 15 Minuten
- 3 bis 5 Jahre: 30 Minuten
- 6 bis 9 Jahre: 60 Minuten
- 10 bis 13 Jahre: 90 Minuten

BACH-BLÜTEN

Holly: Auf Ärger oder Wut reagiert der Darm Ihres Kindes mit Blähungen.

HOMÖOPATHISCHE MITTEL

Colocynthis D6: Ihr Kind zieht die Beine an und schreit.
Lycopodium D12: Der Bauch ist so empfindlich durch die krampfartigen Blähungen, dass Ihr Kind den Druck von Kleidung nicht aushalten kann.

SCHÜSSLER-SALZE

Nr. 16 Lithium chloratum D6: Bei Blähungen mit Krämpfen.

PHYTOTHERAPEUTISCHE MITTEL

Ein **Bad mit Kamille** erleichtert: Geben Sie 20 Tropfen Kamillentinktur (Apotheke) oder ein Stoffsäckchen mit einer Handvoll Kamillenblüten ins Badewasser. Lassen Sie Ihr Kind je nach Alter 5 bis 20 Minuten bis zu 2-mal wöchentlich darin baden.
Bauchwickel mit Kamille: Legen Sie ein mit warmem Kamillentee getränktes Tuch 1- bis 2-mal täglich auf den Bauch, solange die Krämpfe anhalten.

TIPP

DREIMONATSBLÄHUNGEN

Bereiten Sie einen Tee aus Anis-, Fenchel- und Kümmelsamen. Mischen Sie je 1 TL davon und übergießen Sie von der Mischung 1 TL mit 150 ml kochendem Wasser. 10 Minuten zugedeckt ziehen lassen, abgekühlt ins Fläschchen geben und dem Baby schluckweise verabreichen.

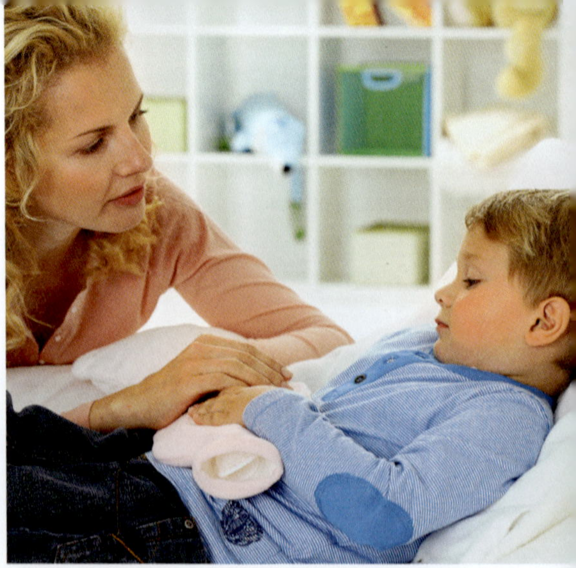

Wärme auf dem Bauch unterstützt die Behandlung mit Kamille bei Blähungen.

MASSAGE

Massieren Sie in kreisenden Bewegungen den Bauch Ihres Kindes. **Kümmelöl** als Massageöl (2 Tropfen in 10 ml Babyöl) wirkt unterstützend. Beginnen Sie um den Bauchnabel herum mit kleinen Kreisen und lassen Sie diese immer größer werden, bis der Kreis schließlich vom Schambein bis zum Rippenbogen reicht. Dann massieren Sie rückwärts: Die großen kreisenden Bewegungen werden wieder kleiner. Wiederholen

Sie diese Massage so lange, bis Sie merken, dass der Bauch Ihres Kindes weicher wird. Diese Massage ist auch hilfreich bei Dreimonatsblähungen.

So unterstützen Sie Ihr Kind bei Durchfall

Lebensmittel, die Ihr Kind nicht verträgt ▸ siehe Seite 84, eine Ernährungsumstellung zum Beispiel auf einer Reise oder auch ein sehr aufregendes Ereignis wie eine Feier können Ihrem Kind auf den Darm schlagen und neben einer bakteriellen oder viralen Erkrankung zu Durchfall führen.

HOMÖOPATHISCHE MITTEL

Argentum nitricum D12: Eine Klassenarbeit, Prüfung oder auch »nur« der Kindergeburtstag steht bevor. Ihr Kind ist so nervös, dass es sich übergeben muss und / oder Durchfall hat. Zehn Minuten Liegen auf der linken Seite entspannt den Bauch zusätzlich.
Okoubaka D3: Ihr Kind hat eine leichte Magen-Darm-Infektion durch eine Ernährungsumstellung (ungewohntes Klima, Reise) oder Durchfall nach einer Antibiotikabehandlung.

SCHÜSSLER-SALZE

Nr. 5 Kalium phosphoricum D6 bei Durchfall aufgrund von Aufregung, Stress oder wegen einer Reise.
Nr. 19 Cuprum arsenicosum D6 bei Durchfall mit Bauchschmerzen.

WICHTIG

BEI DURCHFALL BEACHTEN
Gleichen Sie den Flüssigkeitsverlust mit Wasser, Kräuter- oder Früchtetee, Gemüse- oder Hühnerbouillon aus. Achtung: Ein Säugling mit starkem oder länger anhaltendem Durchfall (innerhalb von 8 Stunden) muss zum Kinderarzt oder in die Klinik, vor allem wenn er zusätzlich Fieber hat und / oder erbricht.

PHYTOTHERAPEUTISCHE MITTEL

Heidelbeeren: 1 TL getrocknete Heidelbeeren (keine frischen!) mit 100 ml heißem Wasser übergießen, 10 Minuten ziehen lassen und abgießen. Die Inhaltsstoffe der Heidelbeere beruhigen den Darm und wirken entzündungshemmend.

WAS SONST NOCH HILFT

- Eine Banane fein zerdrücken, alternativ einen Apfel sehr fein reiben und erwärmen und dem Kind 1-mal pro Tag geben.
- Möhrensuppe (ohne Milchprodukte wie Crème fraîche o. Ä.) aus 5 Möhren kochen, pürieren, gut salzen. Im Wechsel mit Banane oder Apfel geben. Sie verfestigen den Stuhl.
- Salzstangen, je nach Alter des Kindes bis zu 100 g am Tag, liefern Salz.

So unterstützen Sie Ihr Kind bei Magendrücken

Stress, Aufregung und seelisch belastende Situationen können zu Sodbrennen, Druck im Oberbauch oder auch zu Magenkrämpfen führen. Gerade hochsensible Kinder leiden häufig unter einem sehr empfindlichen Magen.
Wichtig: Lassen Sie eine eventuelle organische Ursache vom Kinderarzt abklären.

BACH-BLÜTEN

Chicory: Ihr Kind ist in sich gekehrt, introvertiert, es neigt dazu, Kummer und Sorgen in sich hineinzufressen. Der Magen drückt immer wieder.

Die Bach-Blüte Chicory ist hilfreich, wenn Ihr Kind seine Probleme in sich hineinfrisst.

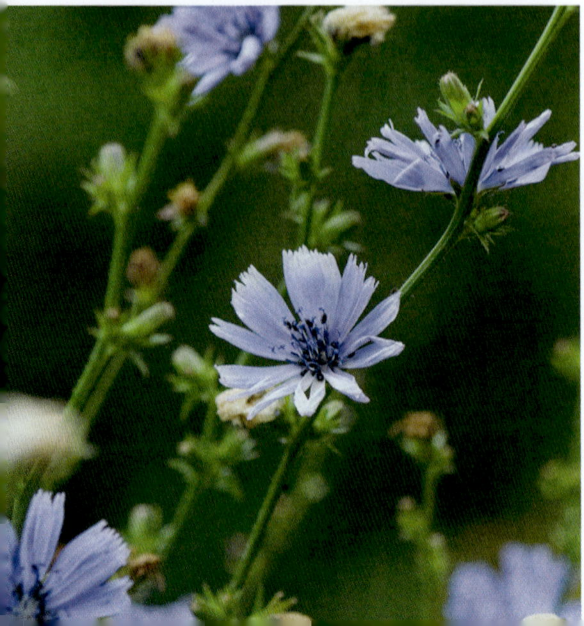

HOMÖOPATHISCHE MITTEL

Asa foetida D12: Ihr Kind muss schon nach kleinen Mahlzeiten aufstoßen, es klagt über Druck im Oberbauch.

PHYTOTHERAPEUTISCHE MITTEL

Kamille *(Chamomilla recutita)* als Tee löst Krämpfe im Magen und Darm.
Lakritze *(Glycyrrhiza glabra)* schützt die Magenschleimhaut und entspannt den Bauch. In der Apotheke oder im Reformhaus gibt es Lakritze in Stangen. 16 g (= 1 kleine Stange) reichen pro Tag.

So unterstützen Sie Ihr Kind bei Nahrungsmittelunverträglichkeiten

Hochsensible Kinder neigen häufig zu Unverträglichkeiten von bestimmten Nahrungsinhaltsstoffen wie Milchzucker (Laktose), Fruchtzucker (Fruktose) oder Gluten (Klebereiweiß in Weizen).
Lassen Sie Ihr Kind auf eine mögliche Unverträglichkeit testen und diätetisch beraten. Im Gegensatz zu einer Allergie ▸ **siehe Seite 79** treten bei einer Unverträglichkeit Symptome wie Hautunreinheiten, Übelkeit und Bauchkrämpfe auf.

So unterstützen Sie Ihr Kind bei Verstopfung

Physische Ursachen für Verstopfung sind unter anderem zu wenig Ballaststoffe, Flüssigkeit oder Bewegung. Hochsensible Kin-

der reagieren auch auf Veränderungen (Ernährung, Umzug, Schulwechsel), auf Medikamente (Narkosemittel) oder psychisch belastende Situationen (Schulstress) mit Verstopfung.
Wichtig: Lassen Sie bei chronischer Verstopfung (anhaltend Stuhlgang nur alle vier Tage oder seltener) eine mögliche körperliche Ursache vom Kinderarzt abklären.

HOMÖOPATHISCHE MITTEL

Nux vomica D12: Ihr Kind bewegt sich zu wenig und / oder ist gestresst. Eventuell verursacht eine psychische Belastung die Verstopfung. Wutausbrüche sind typisch. Wärme auf dem Unterbauch wie zum Beispiel eine Wärmflasche tut gut.
Opium D12: Der Darm ist wie gelähmt nach einer Bettlägerigkeit oder psychischen Belastung. Zusätzlich leidet Ihr Kind unter Bauchkrämpfen aufgrund von Blähungen. Kälte auf dem Unterbauch, etwa ein kaltes Handtuch, lindert die Beschwerden.

PHYTOTHERAPEUTISCHE MITTEL

Melisse ist verdauungsfördernd, krampflösend, hilft gegen Blähungen und Völlegefühl. Übergießen Sie 1 TL getrocknete oder 2 TL frische zerkleinerte Melisse mit 200 ml heißem Wasser und lassen Sie das Ganze 10 Minuten zugedeckt ziehen. Geben Sie Ihrem Kind zwischen den Mahlzeiten je 1 Tasse Tee zu trinken, den Sie mit Honig gesüßt haben.

YOGA-ÜBUNG

Apanasana fördert die Verdauung: Ihr Kind liegt auf dem Rücken, die Beine hat es angezogen, seine Hände liegen auf den Knien. Bei jedem Einatmen streckt es die Oberschenkel so weit vom Bauch weg, bis auch die Arme ausgestreckt sind. Bei jedem Ausatmen zieht es die Beine wieder an. Lassen Sie Ihr Kind die Übung 5-mal wiederholen. Schauen Sie, wann die Übung zeitlich am besten in den Alltag passt. Morgens oder abends wäre gut.

WAS SONST NOCH HILFT

- **Verdauungsfördernd wirken:** viel Trinken; regelmäßige Bewegung; Obst, Gemüse, Salat, Rohkost, Müsli, Nüsse, Vollkornprodukte (Brot, Nudeln, Reis).
- **Auf jeden Fall meiden:** Bananen, Süßigkeiten, zuckerhaltige Getränke, Kuchen, Weißbrot, Toast, Zwieback, Milchprodukte, weißer Reis.

Geräuschempfindlichkeit

Hochsensible Kinder empfinden oft normale Alltagsgeräusche als sehr laut, mitunter sind die Geräusche auch unerträglich oder bereiten ihnen sogar Schmerzen. Körperliche Symptome wie Herzrasen, Übelkeit oder auch Angst können begleitend auftreten. Nicht zu unterschätzen ist der Lärmpegel, in dem sich Ihr Kind über Stunden jeden Tag in der Kita oder der Schule bewegt.

So unterstützen Sie Ihr Kind

HOMÖOPATHISCHE MITTEL

Coffea D12: Ihr Kind ist sehr lärmempfindlich und kann abends schlecht einschlafen.
Zincum metallicum D6: Ihr Kind ist extrem geräuschempfindlich und reagiert auf eine Überreizung aggressiv oder traurig oder mit einer nervösen Blase.

WAS SONST NOCH HILFT

- **Gehörschutz-Kopfhörer für Kinder:** Diese speziellen Kopfhörer gibt es ab 10 Euro in Fachgeschäften.
- **Ruhiges Zuhause:** Hat Ihr Kind das ruhigste Zimmer, ist eventuell ein Tausch möglich? Reduzieren Sie Lärm wie Radio, Fernsehen oder quietschende Türen.
- **Konzentrationsübung:** Üben Sie mit Ihrem Kind täglich über mehrere Wochen, sich auf das leisere Geräusch zu konzentrieren, zum Beispiel auf das Summen des Kühlschranks statt auf das Klavierspiel des Nachbarn oder auf die gedämpften Geräusche, die von der Straße in das Zimmer dringen, statt auf die Stimme des telefonierenden Bruders. Durch diese »Umprogrammierung« werden die lauteren Geräusche weniger intensiv empfunden.

Geruchsüberempfindlichkeit

Hochsensible Kinder nehmen Gerüche sehr stark wahr. Sie können bei Überempfindlichkeit auch körperlich zum Beispiel mit Kopf- oder Bauchschmerzen, Schwindel oder Übelkeit reagieren. Starke Gerüche können darüber hinaus Ängste auslösen.

So unterstützen Sie Ihr Kind

HOMÖOPATHISCHE MITTEL

Colchicum autumnale D4: Ihr Kind ist vor allem empfindlich gegen Essensgerüche. Der Geruch kann Übelkeit auslösen. Entsprechend kompliziert ist das Essverhalten.
Nux vomica D12: Ihr Kind ist geruchs- und berührungsempfindlich.

WAS SONST NOCH HILFT

- Sie oder Ihr Kind sollte(n) Mentholbonbons, Kaugummis oder Gummibärchen bei sich tragen und bei Bedarf lutschen. Der Geruchssinn wird so überlistet.
- Benutzen Sie parfumfreie Seifen und Waschmittel. Sehen Sie von Duftlampen, Räucherstäbchen etc. ab.
- Ihr Kind kann sich einen Schal oder ein Tuch mit einem ihm angenehmen Geruch im Notfall vor die Nase halten oder an ihm riechen.

Halsbeschwerden

Viele hochsensible Kinder haben einen empfindlichen Hals. Vor allem bei kühleren Temperaturen sollten sie deshalb immer einen Schal oder eine hochgeschlossene Jacke tragen. Neben viralen oder bakteriellen Entzündungen können auch andere Ursachen wie Stress Halsbeschwerden auslösen. **Wichtig:** Suchen Sie den Kinderarzt auf, wenn die Halsschmerzen länger anhalten und / oder mit Fieber, Hautausschlag oder Luftnot einhergehen.

So unterstützen Sie Ihr Kind

HOMÖOPATHISCHE MITTEL

Apis mellifica D12: Ihr Kind leidet unter starken Halsschmerzen mit Schluckbeschwerden. Das Zäpfchen ist rot und geschwollen. Kalte Getränke und Speiseeis wirken lindernd.

Ein Halswickel mit Quark lindert Halsschmerzen als Begleiterscheinung einer Erkältung.

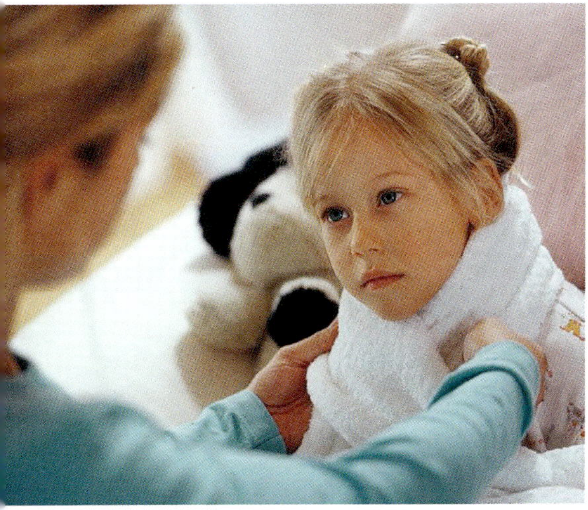

TIPP

QUARK-HALSWICKEL

Legen Sie je nach Befinden einen warmen oder kalten Quark-Halswickel auf: Streichen Sie Quark dick auf ein angefeuchtetes Küchenhandtuch. Legen Sie den Wickel für 15 Minuten auf den Hals Ihres Kindes und wickeln Sie darüber einen Wollschal.

Gelsemium D12: Ihr Kind hat sich aufgeregt, nun strahlen die Schmerzen vom Hals bis in die Ohren.

PHYTOTHERAPEUTISCHE MITTEL

Hilfreich sind **Sonnenhut** *(Echinacea angustifolia)* und **Salbei** *(Salvia officinalis)* als Tee. Mischen Sie je 20 g, übergießen Sie 1 TL davon mit 100 ml heißem Wasser, 7 Minuten ziehen lassen. Geben Sie Ihrem Kind 3 Tassen am Tag bis zur Besserung.

WAS SONST NOCH HILFT

- Ihr Kind sollte, soweit es schlucken kann, viel trinken – warmen oder kalten Kräutertee, je nach Befinden am besten mit Honig gesüßt, da er desinfizierend wirkt.
- Bei trockenem, kratzendem Hals hilft ein Glas warme Milch mit Honig. Hat Ihr Kind zusätzlich Husten, bitte keine Milch trinken lassen, sie wirkt schleimfördernd.

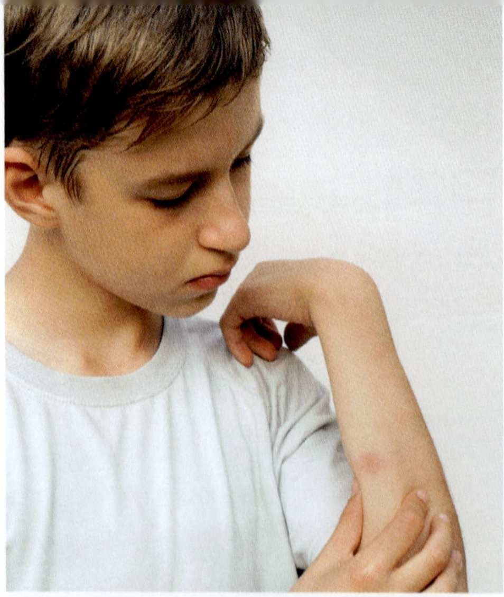

Viele allergische Hauterkrankungen gehen mit Juckreiz einher. Homöopathika können helfen.

- Mit Ananassaft gurgeln: Das in der Frucht enthaltene Bromelain wirkt entzündungshemmend und abschwellend.
- Aloe-vera-Saft eignet sich ebenfalls zum Gurgeln. Er befeuchtet und schützt die Schleimhäute.
- Auf säurehaltige Obstsäfte (Zitrone, Orange) verzichten, denn die Säure greift die entzündete Schleimhaut zusätzlich an.

Hautbeschwerden

Viele hochsensible Kinder haben eine empfindliche Haut. Hautausschläge treten vor allem bei Kindern im Vorschulalter sehr häufig auf (10 bis 15 Prozent) im Rahmen von Kinderkrankheiten, Infekten, auch als Windeldermatitis, Neurodermitis, Nesselsucht oder Kontaktallergie zum Beispiel gegen Nickel oder Parfum. Tränende Augen, Niesen, Juckreiz, aber auch Durchfall können Begleitsymptome einer Hautallergie sein.

Wichtig: Gehen Sie sofort mit Ihrem Kind zum Arzt, wenn der Ausschlag blutet, nässt oder als allergische Reaktion mit Herzrasen und / oder Luftnot auftritt.

So unterstützen Sie Ihr Kind bei (allergischen) Hautbeschwerden

BACH-BLÜTEN

Beech ist die wichtigste Allergieblüte. Ihr Kind hat immer wieder Hautausschläge.

Impatiens: Die Haut juckt stark. Auslöser ist ein allergisches Geschehen.

HOMÖOPATHISCHE MITTEL

Apis mellifica D6: Die Haut ist hellrot, heiß und geschwollen. Die Pickel können nässen. Ihr Kind möchte nicht berührt werden. Kühlen Sie die Stelle mit einer sterilen Kompresse, über die Sie ein Kühlpad legen.

Cardiospermum D3: Die Haut reagiert auf ein Medikament oder Waschmittel allergisch. Sie juckt extrem, ist hochrot entzündet, einzelne Stellen nässen.

SCHÜSSLER-SALZE

Nr. 2 Calcium phosphoricum D6 hilft als Salbe bei Hautauschlägen mit weißlich gelben Krusten.

Nr. 7 Magnesium phosphoricum D6 hilft als Salbe bei Juckreiz.

PHYTOTHERAPEUTISCHE MITTEL

Aloe-vera-Creme, mehrmals täglich dünn auf die betroffene Stelle aufgetragen, hilft gegen Juckreiz.
Kamille wirkt antibakteriell, lindert Juckreiz und Schmerzen und beruhigt die Haut. Tränken Sie einen Wattebausch in warmem Kamillentee und legen Sie ihn auf die betroffene Stelle.
Ringelblumencreme beruhigt die Haut. Tragen Sie sie auf die betroffene Stelle auf.

So unterstützen Sie Ihr Kind bei Milchschorf / Kopfgneis

Weißlich gelbe Schuppen in den ersten Lebensmonaten auf der Kopfhaut des Babys sind nicht schlimm. Sie verschwinden meist von selbst wieder.
Folgende Mittel können den Heilungsprozess unterstützen.

HOMÖOPATHISCHE MITTEL

Calcium carbonicum D12: Ihr Kind entwickelt sich prima, nur die Haut ist empfindlich und neigt zu Pickeln, unter anderem auf den Wangen.

SCHÜSSLER-SALZE

Nr. 22 Calcium carbonicum Hahnemanni D6 im Wechsel mit **Nr. 9 Natrium phosphoricum D6** – das eine Salz morgens, das andere abends – fördern die Abheilung der Haut; Nr. 22 wirkt auch als Salbe vor dem Schlafengehen.

PHYTOTHERAPEUTISCHE MITTEL

Reiben Sie die Kopfhaut am Abend mit **Ringelblumenöl** ein und waschen Sie das Öl am Morgen mit Babyshampoo aus.
Alternativ legen Sie 3-mal täglich für mehrere Minuten eine Kompresse mit kaltem **Ringelblumen**- oder **Kamillentee** auf den Kopf.

So unterstützen Sie Ihr Kind bei Neurodermitis

Die auch als atopisches Ekzem bezeichnete chronische Entzündung tritt in Schüben auf. Die Haut ist trocken und juckt extrem unangenehm, Kopf, Gesicht und Hände sind unter anderem betroffen. Mit der Pubertät kann sich das Krankheitsbild bessern, oder die Neurodermitis heilt ganz aus.

HOMÖOPATHISCHE MITTEL

Okoubaka D6: Das Ekzem juckt und nässt. Ihr Kind ist leicht reizbar oder auch depressiv.
Sulfur D6: Die Haut ist trocken und schuppt. Die Beschwerden verschlimmern sich vor allem abends und nachts.

PHYTOTHERAPEUTISCHE MITTEL

Kühlen Sie die betroffenen Stellen mit **kaltem Pefferminztee** (auf Wattebausch). Reiben Sie die Stellen zusätzlich mit **Nachtkerzenöl** ein. Beides wirkt lindernd.
Pestwurz *(Petasites hybridus)* blockiert die Freisetzung von Entzündungsmediatoren im Körper. Da die Pflanze giftige Alkaloide ent-

INFO

PHYTOTHERAPEUTISCHE SALBEN BEI NEURODERMITIS

Tragen Sie eine der folgenden Salben 3-mal täglich auf die betroffenen Stellen auf. Alle genannten Salben bekommen Sie in der Apotheke.

- **Bittersüßer Nachtschatten:** zum Beispiel Cefabene® von Cefak oder Dermatodoron® von Weleda
- **Ballonrebe:** zum Beispiel Halicar® von DHU
- **Eichenrinde:** zum Beispiel Quercus von WALA®
- **Zaubernuss:** zum Beispiel Hamamelis N® von DHU
- **Zistrose:** zum Beispiel Cystus® Bio Salbe von Dr. Pandalis GmbH

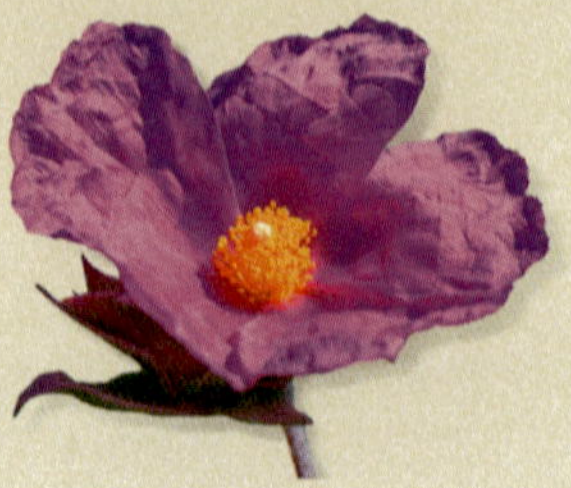

hält, die leberschädigend sind, sollten Sie Pestwurz niemals selbst zubereiten und auch nicht länger als vier Wochen am Stück Ihrem Kind geben. In der Apotheke gibt es giftfreie Präparate, zum Beispiel Petadolex®-Kapseln von LinPharma. Dosierung bei Kindern von 10 bis 12 Jahren: 2-mal 1 Kapsel, ab 12 Jahren: 3-mal 1 Kapsel über 2 Wochen, danach 2-mal 1 Kapsel über weitere 2 Wochen.

So unterstützen Sie Ihr Kind bei Windeldermatitis

Im Bereich der Windel ist die Haut gerötet, es hat sich ein Ausschlag gebildet, die Haut schuppt sich, die Pickelchen können bluten. **Achtung:** Suchen Sie den Kinderarzt auf, wenn der Ausschlag stark nässt oder eitert.

HOMÖOPATHISCHE MITTEL

Borax C6: Es handelt sich um eine leichte Form der Windeldermatitis.
Croton tiglium D6: Der Ausschlag ist schwer, die Haut ist stark gerötet, juckt, eventuell bilden sich kleine Risse.

PHYTOTHERAPEUTISCHE MITTEL

Johanniskraut: Reiben Sie die betroffenen Stellen 3-mal täglich mit Johanniskrautöl (Rotöl) ein.
Vorsicht: Muss Ihr Baby Medikamente einnehmen, lassen Sie vom Kinderarzt abklären, ob es eventuell Wechselwirkungen mit Johanniskraut gibt.
Alternativ lassen Sie in der Apotheke 5 ml **Lavendelöl** und 25 ml **Sanddornfruchtfleischöl** mischen und reiben die Stellen 3-mal täglich damit ein.

Kopfschmerzen

Kopfschmerzen können Begleitsymptom einer Erkrankung sein (Infekt, Erkältung), aber auch als »primäre« Kopfschmerzen auftreten. Die Auslöser sind vielfältig: zu grelles Licht, Lärm, Stress, Flüssigkeitsmangel, zu wenig Schlaf, Überanstrengung, falsche Haltung (am PC), psychische Belastungen wie Ärger. Gehen Sie mit Ihrem Kind auf Ursachenforschung. Näheres zu Wachstumsmigräne lesen Sie auf Seite 94.

Wichtig: Suchen Sie sofort den Kinderarzt auf, wenn Ihr Kind plötzlich starke Kopfschmerzen bekommt, vor allem wenn diese mit Übelkeit, Erbrechen, Fieber oder Sehstörungen einhergehen oder die Folge eines Sturzes oder Unfalls sind.

So unterstützen Sie Ihr Kind

ÄTHERISCHE ÖLE

Geben Sie je 3 Tropfen **Grapefruit-** und **Lavendelöl** sowie 2 Tropfen **Melissenöl** in eine Duftlampe.

BACH-BLÜTEN

White Chestnut: Quälende Gedanken erzeugen einen Druck im Kopf.

HOMÖOPATHISCHE MITTEL

Aconitum D6: Ihr Kind hat sich aufgeregt oder hatte Angst. Sein Herz klopft. Auch bei Kopfschmerzen durch Wetterfühligkeit.

Aurum metallicum D4: Ihr Kind hat eine stressige Zeit (zu viele Schularbeiten, anstehende Klassenarbeiten), es ist überarbeitet und wacht vor allem nachts mit starken Kopfschmerzen auf.

Cocculus D4: Ihr Kind hat in letzter Zeit zu wenig geschlafen, der Schmerz sitzt im Hinterkopf und Nacken.

SCHÜSSLER-SALZE

Nr. 7 Magnesium phosphoricum D12 bei vom Nacken aufsteigenden Kopfschmerzen.

Nr. 14 Kalium bromatum D6 bei Kopfschmerzen mit Druckgefühl.

TIPP

DEHNEN GEGEN KOPFSCHMERZEN

- **Den Kopf neigen:** Das linke Ohr zur linken Schulter neigen. Die Dehnung verstärkt Ihr Kind, indem es mit der linken Hand den Kopf zusätzlich leicht gegen die Schulter drückt. Den Kopf in dieser Position 10 Sekunden halten. Danach den Kopf zur anderen Seite neigen.
- **Den Nacken dehnen:** Ihr Kind verschränkt die Hände hinter dem Kopf und presst den Kopf 10 Sekunden lang gegen die Hände, dann entspannt es 15 Sekunden. Die Übung 3-mal hintereinander durchführen.

PHYTOTHERAPEUTISCHE MITTEL

Mischen Sie je 20 Gramm **Pfefferminz-**, **Mädesüß-** und **Melissenkraut**. Übergießen Sie 1 TL der Mischung mit 250 ml heißem Wasser und lassen Sie den Tee 10 Minuten ziehen. Geben Sie Ihrem Kind 3 Tassen Tee pro Tag. Er wirkt entkrampfend.

WAS SONST NOCH HILFT

- Ihr Kind sollte oft draußen sein.
- Regelmäßigkeit (Aufstehen, Essen, Schlafen) senkt die Kopfschmerzfrequenz.
- Meiden Sie Überreizung ▸ **siehe Seite 118.**
- Sorgen Sie im Akutfall für Ruhe, legen Sie Ihrem Kind ein kühles Tuch auf die Stirn.
- Geben Sie Ihrem Kind ab dem 2. Lebensjahr (nicht bei Säuglingen!) je 1 Tropfen Pfefferminzöl auf die Schläfen am Haaransatz (nicht in der Nähe der Augen, der Dampf kann zu Reizungen führen).

Ohrenbeschwerden, Ohrgeräusche

Hochsensible Kinder haben oft empfindliche Ohren und neigen sowohl zu Entzündungen als auch Geräuschempfindlichkeit.

So unterstützen Sie Ihr Kind

HOMÖOPATHISCHE MITTEL

Aurum metallicum D4: Ihr Kind ist sehr geräuschempfindlich. Zu viele Eindrücke führen zu Ohrensausen.

Digitalis D6: Ohrensausen ist die Folge von Aufregung.

SCHÜSSLER-SALZE

Nr. 17 Manganum sulfuricum D6: Ihr Kind leidet unter stechenden Ohrenschmerzen. Die Ohren können jucken oder brennen.

Pubertätsbeschwerden

Die Pubertät ist der Zeitraum, in dem die Geschlechtsreifung stattfindet und Ihr Kind zum Erwachsenen wird. Unter dem Einfluss der Hormone bilden sich die sekundären Geschlechtsmerkmale – Behaarung, Brustentwicklung, Hodenwachstum – aus. Mädchen bekommen regelmäßig ihre Periode. Hormonell ausgelöste Stimmungsschwankungen, die Suche nach der neuen Identität, das Anfreunden mit dem eigenen, veränderten Körper und auch der Umbau des Gehirns bedeuten eine Zeit des Umbruchs – für Teenager und Eltern keine leichte Zeit!

So unterstützen Sie Ihr Kind bei allgemeinen Beschwerden

HOMÖOPATHISCHE MITTEL

Calcium phosphoricum D6: Alles ist Ihrem Kind zu viel, es fühlt sich überlastet, vor allem auch durch die Schule.

Pulsatilla D12 für Mädchen: Ihre Tochter ist emotional unausgeglichen, weint leicht, sucht Trost, kann nicht allein sein.

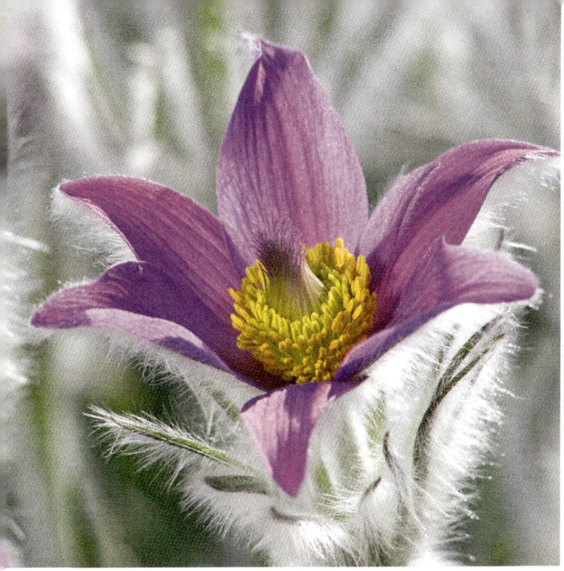

Das homöopathische Mittel Pulsatilla unterstützt vor allem Mädchen in der Pubertät.

Lycopodium D12 für Jungen: Ihr Sohn verhält sich schwierig, vor allem auch innerhalb der Familie. Schwächere unterdrückt er, vor Stärkeren kuscht er. Dieses Mittel stärkt sein Selbstwertgefühl.

So unterstützen Sie Ihr Kind bei Menstruationsbeschwerden

ÄTHERISCHE ÖLE

Bauchmassage: Mischen Sie in 30 ml Mandelöl je 5 Tropfen **Koriander-, Kajeput-** und **Zypressenöl** sowie 10 Tropfen **Kamillenöl blau.** Massieren Sie oder Ihre Tochter sich selbst den Bauch im Uhrzeigersinn.

SCHÜSSLER-SALZE

Nr. 2 Calcium phosphoricum D6: Ihre Tochter ist blass und fühlt sich schwach.

Nr. 7 Magnesium phosphoricum D6 lindert Unterleibskrämpfe.

PHYTOTHERAPEUTISCHE MITTEL

Mischen Sie je 20 g getrocknetes Kraut von **Frauenmantel, Gänsefingerkraut, Melisse** und **Schafgarbe** sowie 20 g **Kamillenblüten.** Übergießen Sie 1 TL der Mischung mit 200 ml heißem Wasser und lassen Sie den Tee 7 Minuten ziehen. Geben Sie Ihrer Tochter 3-mal täglich 1 Tasse Tee zu trinken, beginnen Sie damit 2 Tage vor der erwarteten Menstruation. Der Tee wirkt entkrampfend und schmerzlindernd.

So unterstützen Sie Ihr Kind bei Pubertätspickeln

HOMÖOPATHISCHE MITTEL

Juglans regia D3: Bei Pickeln an Kinn, Schultern und Rücken.
Sulfur iodatum D12: Bei Eiterbeulen mit dunkelrotem Rand.

So unterstützen Sie Ihr Kind bei Wachstumsschmerzen

SCHÜSSLER-SALZE

Nr. 2 Calcium phosphoricum D6: Geben Sie Ihrem Kind täglich über den Zeitraum der Schmerzen 2 Tabletten morgens. Massieren Sie zusätzlich das Mittel als Salbe abends in die Haut an den Armen und Beinen ein.

So unterstützen Sie Ihr Kind bei Wachstumsmigräne

PHYTOTHERAPEUTISCHE MITTEL

Pestwurz *(Petasites hybridus)* wirkt entkrampfend und entzündungshemmend, enthält aber giftige Alkaloide ▸ **siehe Seite 89.** In der Apotheke gibt es giftfreie Präparate, zum Beispiel Petadolex® von LinPharma (Dosierung nach Packungsanleitung).

Schlafstörungen

Hochsensible Kinder leiden häufig an Nachtangst und Albträumen.

Nachtangst tritt vorwiegend in der ersten Nachthälfte auf. Die Kinder schrecken hoch und schreien oder wimmern. Sie sind benommen, nicht ansprechbar und können sich am nächsten Morgen an nichts erinnern. Nachtangst tritt bei kleinen Kindern im Alter von drei bis sieben Jahren auf. Da die Kinder die Eltern im Schlaf nicht erkennen, sollten Sie Ihr Kind nicht wecken, ansprechen oder berühren. Sprechen Sie höchstens sehr leise und beruhigend, meist schläft Ihr Kind von allein wieder ein.

Albträume treten vor allem vom sechsten bis zehnten Lebensjahr auf. Die Kinder wachen eher in der zweiten Nachthälfte auf. Sie sind ansprechbar und können sich morgens an den Traum erinnern. Es hilft, das Licht einzuschalten, mit Ihrem Kind zu reden oder mit ihm unter dem Bett nachzuschau-

TIPP

ALBTRÄUME GEZIELT ENTSCHÄRFEN

Erwachsenen empfiehlt man 50 Sitzungen à 8 Minuten dieser auch »Imagery Rehearsal Therapy« genannten Therapie. Unsere Abwandlung für Ihr Kind:

1. Schritt – Konfrontation: Lassen Sie Ihr Kind den Albtraum malen oder aufschreiben.

2. Schritt – Bewältigung: Fragen Sie Ihr Kind, was es in das Bild hineinmalen kann, damit es keine Angst mehr haben muss (etwa bei einem Monster einen Käfig oder eine Fee, die das Monster wegzaubert). Größere Kinder können den aufgeschriebenen Traum umschreiben, um ihn zu entschärfen.

3. Schritt – Training: Lassen Sie Ihr Kind das Gemalte oder Geschriebene täglich über 2 Wochen intensiv ansehen oder lesen, sodass die neue Version die alte bis ins Unterbewusstsein hinein ersetzt.

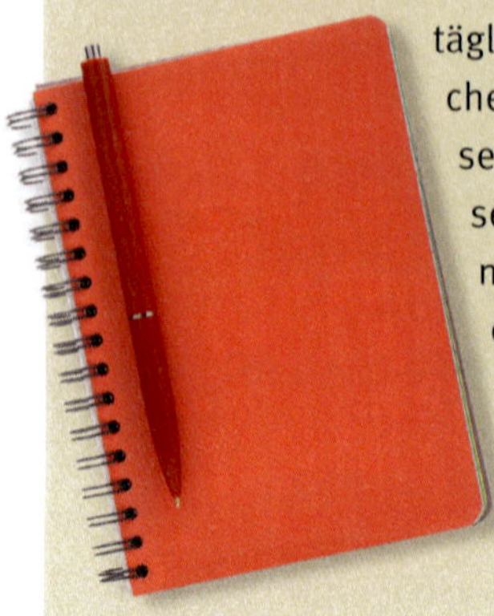

en als Beweis dafür, dass es kein Monster gibt. Beugen Sie Albträumen vor, indem Sie zusammen mit Ihrem Kind besprechen, was es momentan belastet (Schulprobleme, Mobbing, Spannungen zu Hause etc.).

So unterstützen Sie Ihr Kind

BACH-BLÜTEN

Aspen: Ihr Kind hat Angst vor Dunkelheit, außerdem weitere diffuse Ängste, die es nicht klar benennen kann.
Rock Rose: Ihr Kind leidet unter Albträumen oder Panikattacken bis hin zu Todesängsten. Es schreit vor Angst und ist in großer Not. Geben Sie ihm alle 15 Minuten 2 Tropfen der Bach-Blüte.

SCHÜSSLER-SALZE

Nr. 7 Magnesium phosphoricum D6 als heiße 7 hilft bei Nervosität und Stress durch Überanstrengung. Dafür 5 Tabletten in ½ Tasse abgekochtem Wasser mit einem Holzlöffel verrühren und in kleinen Schlucken so warm es geht langsam trinken.
Nr. 14 Kalium bromatum D6 beruhigt die Nerven bei Angstzuständen.

PHYTOTHERAPEUTISCHE MITTEL

Legen Sie ein **Lavendelsäckchen** *(Lavandula officinalis)* an das Fußende.
Massieren Sie die Füße Ihres Kindes vor dem Zubettgehen mit warmem **Sesamöl**. Das Öl entspannt die Muskeln.

MEIN PERSÖNLICHER TIPP

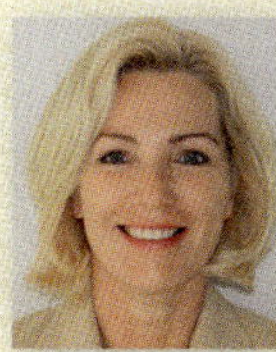

ENTSPANNEN VOR DEM EINSCHLAFEN

Diese Übung hilft Kindern mit Schlafstörungen ab einem Alter von 3 Jahren.
Ihr Kind liegt in seinem Bett, den Kopf auf einem flachen Kissen, seine rechte Hand liegt auf dem Herz, die linke Hand auf dem Bauch. Fordern Sie es auf, so tief in den Bauch ein- und wieder auszuatmen, dass der Bauch wie eine Welle an- und abschwillt: »Die Welle kommt« beim Einatmen, »die Welle geht« beim Ausatmen – zehn Atemzüge lang. Fragen Sie Ihr Kind dann, was ihm durch den Kopf geht. Beugen Sie Ihr Ohr an seinen Mund, damit es Ihnen den Gedanken zuflüstern kann.
Sagen Sie Ihrem Kind, dass der Gedanke nun über Nacht bei Ihnen schläft und Ihr Kind nicht mehr beunruhigen kann. Sammeln Sie so jeden Abend drei Gedanken.

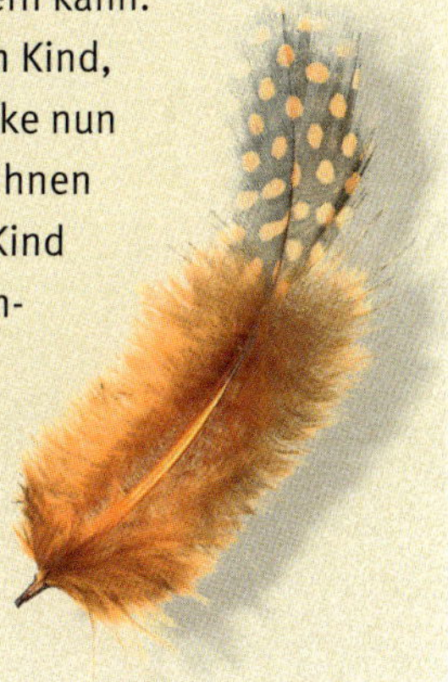

WAS SONST NOCH HILFT

- Lassen Sie den Familienalltag abends geruhsam ausklingen. Ein überdrehtes Kind braucht Stunden, um runterzukommen.
- Sorgen Sie für ein Einschlafritual, zum Beispiel beruhigende Musik, eine Tasse Tee, eine Gute-Nacht-Geschichte.
- Fernsehen oder Filmeschauen auf dem Tablet oder Smartphone vor dem Zubettgehen sollten tabu sein. Das Schauen in die Lichtquellen unterdrückt das Schlafhormon Melatonin. Der Körper denkt, es sei Zeit zum Aufstehen.
- Zwischen dem Abendessen und dem Zubettgehen sollten mindestens ein bis zwei Stunden liegen.
- Achten Sie beim Abendessen auf leichte Kost, das heißt keinen großen Teller Nudeln, kein fettes Essen, keine Rohkost.
- Achten Sie darauf, dass Ihr Kind warm genug angezogen ist. Das Schlafanzugoberteil sollte zum Beispiel nachts nicht so weit hochrutschen können, dass Ihr Kind morgens mit nacktem Oberkörper im Bett liegt. Hintergrund: Die Körpertemperatur sackt morgens gegen 4 Uhr physiologischerweise ab, möglicherweise wacht Ihr Kind dann auf, weil ihm kalt ist, und kann nicht mehr einschlafen.
- Achten Sie darauf, dass Ihr Kind ruhig schlafen kann, das heißt, dass es keine nächtlichen Störgeräusche wecken (etwa eine klappernde Tür, ein klingelndes Telefon um Mitternacht).

Gegen den Würgereiz beim Zähneputzen helfen Ihrem Kind Desensibilisierungsübungen.

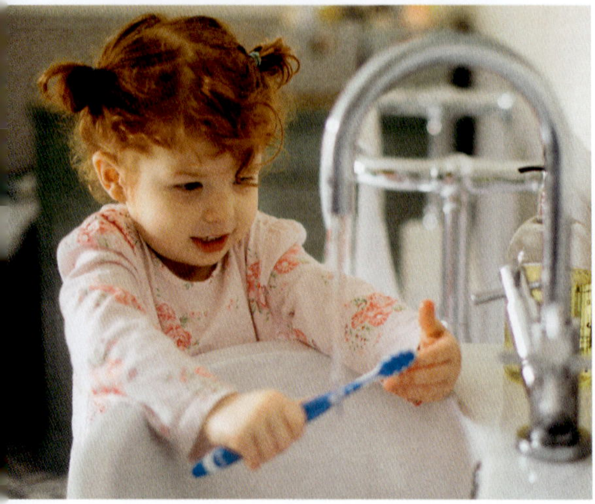

Würgereiz beim Zähneputzen

Würgereiz ist ein Schutzreflex, der auftritt, wenn etwas die Rachenwand berührt. Er verhindert das Eindringen von Fremdkörpern in die Atemwege. Hochsensible Kinder neigen verstärkt dazu, beim Zähneputzen würgen zu müssen.

So unterstützen Sie Ihr Kind

HOMÖOPATHISCHE MITTEL

Nux vomica D12: Ihr Kind muss beim Zähneputzen oder bei einer Behandlung im Mund oder Rachen würgen.

WAS SONST NOCH HILFT

Führen Sie mit Ihrem Kind spielerisch Desensibilisierungsübungen durch:

- Ein weiches Gummibonbon bewegt sich immer weiter auf der Zunge Richtung Rachen und wird dann, wenn der Reiz beginnt, schwupps hinuntergeschluckt.
- Ihr Kind spielt mit einem Stück Banane: Es lässt das Stück immer wieder an die Rachenwand gleiten und holt es wieder nach vorn in den Mund.
- Dann übt es mit der Zahnbürste: Millimeterweise bewegt es sie jeden Tag oder jede Woche ein Stück weiter Richtung hintere Rachenwand. So erhält es auch ein Gefühl dafür, wie tief es die Zahnbürste beim Zähneputzen in den Mund stecken kann.

Zahnbeschwerden

Sie äußern sich in empfindlichen Zahnhälsen oder Schmerzen beim Zahnen.

So unterstützen Sie Ihr Kind bei empfindlichen Zähnen

Die Zahnhälse schmerzen bei Kälte oder wenn das Kind etwas Kaltes isst.

HOMÖOPATHISCHE MITTEL

Chamomilla D6: Die Zähne schmerzen beim Kauen, Kälte lindert die Beschwerden.
Staphisagria D6: Ihr Kind neigt zu Karies; kalte Luft und kalte Getränke verursachen Zahnschmerzen.

Dosierung beider Mittel: 3-mal 3 Globuli über 1 bis 2 Wochen.

So unterstützen Sie Ihr Kind beim Zahnen

Beim Zahnen bohren sich die Zähnchen durch das Zahnfleisch. Die Schmerzen sind oft nachts am stärksten.

HOMÖOPATHISCHE MITTEL

Chamomilla D6: Ihr Kind ist unruhig und schreit viel, die Wange auf der betreffenden Seite kann gerötet sein.
Symphytum D6: Der Zahn bricht aktuell durch. Geben Sie über 2 Wochen 3-mal 3 Globuli.

SCHÜSSLER-SALZE

Nr. 2 Calcium phosphoricum D6 unterstützt den Zahndurchbruch und wirkt schmerzlindernd.

PHYTOTHERAPEUTISCHE MITTEL

Kamille wirkt entzündungshemmend und reizmildernd auf die Schleimhäute. Tränken Sie eine Ecke eines Baumwolllappens in Kamillentee und lassen Sie Ihr Baby daran saugen. Wechseln Sie das Läppchen 2-mal täglich aus hygienischen Gründen.
Nelken haben ebenfalls eine schmerzlindernde Wirkung. Zerstoßen Sie drei Nelken in einem Mörser und übergießen Sie sie mit 150 ml heißem Wasser. Verfahren Sie, wie bei der Kamille beschrieben.

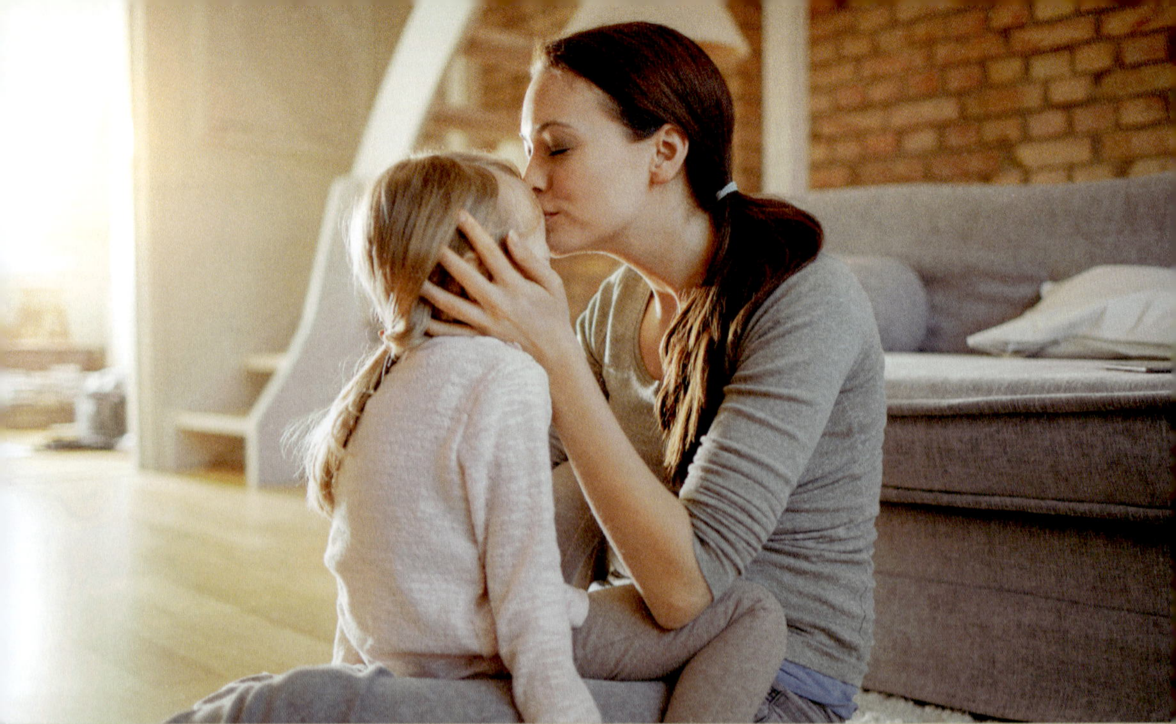

UNTERSTÜTZUNG BEI SEELISCHEN BELASTUNGEN

Psychisches und seelisches Wohlbefinden ist für eine gesunde Entwicklung bei jedem Kind essenziell. Bei hochsensiblen Kindern ist die Gefühls- und Seelenwelt noch einmal komplizierter, weil auch auf der emotionalen und gedanklichen Ebene so viel gefühlt und erlebt, reflektiert und infrage gestellt wird. Diese Kinder neigen dazu, viele Themen mit sich selbst auszumachen – unter anderem aus der Befürchtung heraus, mit ihrem Wesen anzuecken. Zudem ist es für die Kinder nicht einfach, ihre Gefühle zu sortieren, zu benennen und mit ihnen umzugehen. Das führt oft zu unverständlichem Verhalten (unkontrollierte Gefühlsausbrüche, Kummer etc.). »Normale« erzieherische Maßnahmen wie zum Beispiel Druck oder Verbote helfen hier nicht, im Gegenteil. Hochsensible Kinder brauchen gerade auch auf emotionaler Ebene sehr viel Verständnis von Ihnen als Eltern. Wenn Ihr Kind über seine im Vergleich zu normalsensiblen Kindern vielleicht intensiveren oder ausgefalleneren Empfindungen redet, dann sind diese ebenso real. Trotzdem benötigen auch hochsensible Kinder Regeln und Grenzen. Weil sie sich im Gegensatz zu den meisten normalsensiblen Kindern aber selbst schon oft sehr kritisch hinterfragen, sollten die Grenzen noch einmal verständnisvoller, nachvollziehbarer und respektvoller sein. Freiraum und Toleranz sind erfahrungsgemäß wirkungsvoller bei diesen Kindern als Druck und strikte Vorgaben (je nach Einstellung und Kind gilt dies natürlich auch für normalsensible Kinder).

Wir haben in diesem Kapitel seelische Themen alphabetisch aufgeführt. Nach einer kurzen Beschreibung des Themas empfehlen wir unterstützende, sanfte Methoden und Mittel. Sie sind als ergänzende Maßnahmen gedacht und ersetzen nicht das Gespräch und die Zuwendung oder gegebenenfalls eine ärztliche oder therapeutische Hilfe.

Dosierung: Wie Sie die Mittel dosieren, lesen Sie ab Seite 68. Beachten Sie dazu bitte auch den Hinweis auf Seite 79.

Abgrenzung / Neinsagen

Kindsein bedeutet unter anderem auch, in höchstem Maße fremdbestimmt zu sein: Eltern und andere Erwachsene bestimmen über den (kindlichen) Tagesrhythmus. Die Wahl von Kita und Schule sowie Urlaubs- und Freizeitgestaltung (Musikinstrument, Sport, Engagement in einem Verein) werden in der Regel von den Eltern initiiert. Schert das Kind aus, will es nicht »funktionieren« oder sondert es sich ab, dann wird dieses Verhalten von seiner Umgebung in der Regel als störend, schwierig oder nicht normal empfunden. Für ein hochsensibles Kind sind jedoch Rückzug, Zeit für eigene Bedürfnisse, Abgrenzung und Neinsagen notwendige Maßnahmen, um einen fremdbestimmten Tag wohlbehalten zu überstehen. Durch Abgrenzung kann es sich zeitlich, räumlich oder auch emotional Luft verschaffen. Dazu braucht es allerdings Ihre Unter-

Hochsensible Kinder können oft nur durch Ausrasten zeigen, dass ihnen etwas zu viel ist.

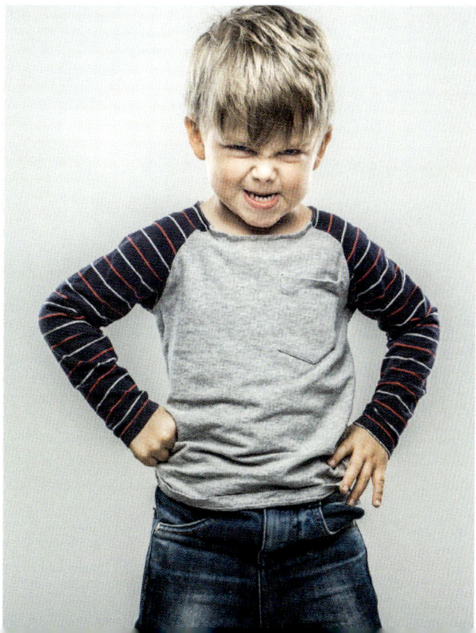

stützung. Animieren Sie Ihr Kind, innerhalb der Familie, des Freundeskreises, der Kita und Schule Nein zu sagen, wenn es sich überanstrengt oder überstimuliert fühlt. Das Erkennen, wann Durchhalten und wann Abgrenzung nötig ist, und die Kommunikation darüber mit Ihrem Kind erfordern von Ihnen viel Beobachtung und Zeit und von Ihnen beiden dann in der Umsetzung auch Mut. Sagen Sie Ihrem Kind, dass es keine Angst vor Ärger, Streit oder Ablehnung haben muss.

Auch Sie sind gefragt

Überprüfen Sie Ihre eigenen Ansprüche: Muss Ihr Kind zusätzlich zur Kita oder Schule ein Instrument lernen, eine Sportart ausüben, mit 3 Jahren schon Englisch lernen und sich auch noch am Wochenende sozial engagieren?

Prioritäten setzen: Zu welcher Gruppe möchte Ihr Kind unbedingt gehören, oder welche Aktivität ist ihm besonders wichtig, welches andere Engagement kann reduziert oder eingestellt werden?

Ja sagen: Fordern Sie Ihr Kind auf, nur dann Ja zu sagen, wenn sich das Ja stimmig anfühlt. Was fühlt es dabei (Herzklopfen, Unruhe, Bauchschmerzen etc.)? Üben Sie mit ihm, Nein zu sagen, wenn das Ja ein körperliches Unwohlsein hervorruft.

Nein sagen: Üben Sie mit Ihrem Kind das höfliche Neinsagen ohne Schuldgefühle: »Heute habe ich schon etwas anderes vor.« »Das nächste Mal vielleicht.« »Gern ein anderes Mal.« »Ich möchte das jetzt nicht.«

Passiv Nein sagen: Auch das sollten Sie mit Ihrem Kind üben, das heißt, dass es sich nicht immer als Erstes für eine freiwillige Arbeit in der Kita oder Schule meldet.

Entlasten Sie Ihr Kind:

- Es muss sich pro Schuljahr nur für eine einzige Sache freiwillig engagieren (zum Beispiel Theater-AG oder Orchester).
- Sagen Sie ihm, dass es nicht perfekt sein muss, um von Ihnen geliebt zu werden. Es geht zum Beispiel in Ordnung, wenn es statt einer 2 auf dem Zeugnis eine 3 hat.
- Belasten Sie Ihr Kind nicht mit der Fülle der Aktivitäten, die Sie für sich selbst ausgesucht haben oder die Ihre Verpflichtun-

TIPP

ÜBUNG »NEIN SAGEN«

Eine sehr effektive spielerische Übung ist das Neinsagen per Augenkontakt: Zwei Kinder stehen sich gegenüber und schauen sich in die Augen. Ein Kind bleibt stehen, das andere nähert sich schrittweise, bis das stehende Kind über seine Augen oder seinen Gesichtsausdruck dem anderen zu verstehen gibt: Bis hierhin und nicht weiter. Anschließend wechseln die Kinder ihre Rollen.

gen sind. Vielleicht kann Ihr Kind in der Zwischenzeit zu Hause betreut werden bzw. als Jugendlicher zu Hause bleiben, statt Sie begleiten zu müssen.

So unterstützen Sie Ihr Kind

BACH-BLÜTEN

Agrimony: Ihr Kind möchte Streit um jeden Preis vermeiden und steht darum nicht ehrlich zu seinen Gefühlen. Es lacht, wenn ihm eigentlich zum Weinen zumute ist. Die Blüte verleiht Mut und Heiterkeit.

Chestnut Bud: Ihr Kind macht dieselben Fehler immer wieder, auch im sozialen Umgang. Darüber ärgert es sich. Die Blüte unterstützt es, aus eigenen Fehlern zu lernen.

HOMÖOPATHISCHE MITTEL

Ambra grisea D4: Ihr Kind ist schüchtern, es will allen gefallen, kann nicht Nein sagen.

PHYTOTHERAPEUTISCHE MITTEL

Schafgarbe *(Achillea millefolium)* lässt den Ärger los. Bereiten Sie einen Tee daraus.

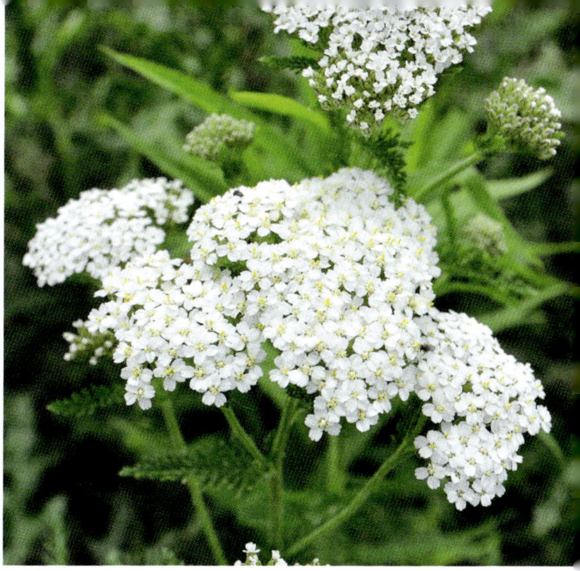

Ein Tee aus der Schafgarbe hilft Ihrem Kind, seinen Ärger loszulassen.

AD(H)S

Das Aufmerksamkeitsdefizit-Syndrom mit (ADHS) oder ohne Hyperaktivität (ADS) betrifft Jungen drei Mal häufiger als Mädchen. Körperliche Unruhe, nicht still sitzen und sich nur sehr kurz auf eine Aufgabe konzentrieren können stehen im Vordergrund. Wir möchten an dieser Stelle anmerken, dass bei vielen hochsensiblen Kindern schnell die Diagnose ADHS gestellt wird. Es kann daher sehr sinnvoll sein, die Symptome unter dem Aspekt der Hochsensibilität neu zu betrachten.

So unterstützen Sie Ihr Kind

BACH-BLÜTEN

Die folgende Blüten-Mischung wirkt ausgleichend. Sie ist aber nur zur allgemeinen Unterstützung gedacht und ersetzt ausdrücklich nicht die ärztliche oder therapeutische Behandlung. Lassen Sie **Cherry Plum, Impatiens** und **Rock Rose** in der Apotheke zu gleichen Teilen mischen. Geben Sie davon Ihrem Kind 3-mal täglich 4 Tropfen zwischen den Mahlzeiten.

Ängste

Ängste kommen in jedem Alter vor und haben je nach Entwicklungsstand des Kindes eine wichtige (Lern-)Funktion. Wenn das Kind im Alter von zirka acht Monaten das Krabbeln erlernt, beginnt zum Beispiel in der Regel zeitgleich die Trennungsangst, das Fremdeln. Diese schützt das Kind davor, sich zu weit von den Eltern zu entfernen.

So unterstützen Sie Ihr Kind

Ein hochsensibles Kind empfindet Angst intensiver als ein normalsensibles und ist auch empfänglicher für eine Vielzahl von Ängsten. Sprechen Sie in jedem Alter mit Ihrem Kind über diese Gefühle. Für eine gesunde Entwicklung ist es wichtig, dass Ihr Kind sich seinen Ängsten stellt und diese überwindet. Helfen Sie ihm dabei, indem Sie es ermutigen: »Du kannst das schon.« »Trau dich ruhig.« Andererseits können Sie ihm zum Beispiel neben das Bett für den Notfall ein »Monsterspray« stellen oder ein kleines Licht über Nacht brennen lassen.

ÄTHERISCHE ÖLE

Geben Sie entweder 3 Tropfen **Neroli-, Lavendel**- oder **Damaszener Rosenöl** in die Duftlampe.

BACH-BLÜTEN

Aspen: Die Angst ist unerklärlich, diffus und für einen Außenstehenden nicht logisch: Lebens-/Zukunftsangst, unspezifische Angst vor Menschengruppen, bestimmten Orten usw. Die Angst zeigt sich auch körperlich zum Beispiel durch Magendrücken, Schweißausbrüche, Herzklopfen. Aspen unterstützt darin, innere Ruhe zu finden und die Seele zu beruhigen.

Mimulus: Ihr Kind kann Ihnen genau sagen, wovor es Angst hat (in der Klasse zu sprechen, vor Hunden, Spinnen, im Aufzug etc.). Es ist aber grundsätzlich ein ängstlicher Typ. Mimulus fördert Mut und Selbstvertrauen.

INFO

ALTERSABHÄNGIGE ÄNGSTE

1. bis 3. Lebensjahr: Trennungsängste
2. bis 4. Lebensjahr: magische Phase, Angst vor Fantasiefiguren, Monstern, Dunkelheit
Ab dem 5. Lebensjahr: Kinder denken schon logisch, können aber noch nicht abstrahieren. Ein Erdbeben in Neuseeland zum Beispiel ist für ein Kind so real, als ob es morgen auch hier zu Hause auftreten und alles zerstören könnte.
Ab dem 8. Lebensjahr: Leistungsängste, Angst vor einer Schularbeit, Versagensängste
Pubertät: soziale Ängste

HOMÖOPATHISCHE MITTEL

Argentum nitricum D12: Ihr Kind leidet unter Lampenfieber, Prüfungsangst oder Platzangst. Herzrasen, Durchfall, Schlafstörungen oder Kopfschmerzen sind Begleiterscheinungen.
Phosphorus D12: Ihr Kind hat Angst, sein Herz rast. Es mag nicht allein sein. Ursache der Angst sind unkontrollierbare Ereignisse (Gewitter, Erdbeben, Übersinnliches).

PHYTOTHERAPEUTISCHE MITTEL

Lassen Sie je 20 Gramm **Baldrian, Johanniskraut, Lavendel, Melisse** und **Passionsblume** in der Apotheke mischen. Übergießen Sie 1 TL davon mit 100 Milliliter kochendem Wasser und lassen Sie den Tee 7 Minuten ziehen. Geben Sie Ihrem Kind in den Phasen, in denen es unter den Ängsten leidet, abends ½ bis 1 Tasse mit Honig gesüßten Tee zu trinken.

Demütigung, Kränkung

Bemerkungen anderer müssen gar nicht bösartig oder kränkend gemeint sein, trotzdem neigen hochsensible Kinder dazu, vieles auf sich zu beziehen. Vielleicht wird Ihr Kind auch tatsächlich gemobbt oder ausgeschlossen. In dem Fall leidet es vermutlich still vor sich hin. Wer gekränkt ist, fühlt sich in seinem Selbstwertgefühl angegriffen und

TIPP

DAS GEKRÄNKTE KIND

Analysieren Sie gemeinsam mit Ihrem Kind den Grund seines Gekränktseins:

- Warst tatsächlich du gemeint?
- Vielleicht wollte der andere dich gar nicht absichtlich verletzen?
- Ist der andere in einer sehr schwierigen Situation (schulisch oder zu Hause?), sodass sein unbedachtes oder »bösartiges« Verhalten erklärbar ist, wenn auch kein Freibrief?
- Warum konnte der andere dich so verletzen, was bedrückt dich, wo fühlst du dich schwach oder verletzlich, was ist der wunde Punkt bei dir?
- Sagen Sie Ihrem Kind, dass niemand und nichts es als Mensch abwerten kann, dass Sie es immer lieben werden. Besprechen Sie mit ihm, was es sich von der Person wünscht, die es gekränkt hat, oder wie der Umstand, durch den es gekränkt wurde, verändert werden kann.

Fragen Sie, was sich das Kind von Ihnen als Eltern in dieser Situation wünscht.

als Person bedroht. Die Kränkung wird oft körperlich gespürt als Bauchschmerzen, Kloß im Hals, Stich im Magen usw. Dieses Thema betrifft alle hochsensiblen Kinder, insbesondere aber hochsensible Teenager.

So unterstützen Sie Ihr Kind

BACH-BLÜTEN

Gentian: Ihr Kind lässt sich schnell durch Hindernisse oder Rückschläge entmutigen. Es zweifelt an sich und am Leben und ist rasch enttäuscht. Gentian fördert den Glauben an sich selbst.

Holly: Ihr Kind ist dünnhäutig, eifersüchtig, misstrauisch und fühlt sich schnell hintergangen. Holly öffnet das Herz für liebevolle Gefühle.

Willow: Ihr Kind fühlt sich benachteiligt, ungerecht behandelt. Es gibt anderen die Schuld am eigenen (Fehl-)Verhalten. Mithilfe der Blüte lässt das Selbstmitleid nach zugunsten einer positiveren Einstellung.

HOMÖOPATHISCHE MITTEL

Ignatia D12: Ihr Kind weint und bekommt kaum Luft, so gekränkt fühlt es sich. Traubenzucker bessert den Zustand.

Silicea D12: Ihr Kind reagiert empfindlich auf Kritik und ist gleich entmutigt. Nach einer Demütigung friert es. Wärme tut gut.

Staphisagria D12: Ihr Kind ist schnell gekränkt, fühlt sich gedemütigt, wütend und enttäuscht. Es zieht sich dann zurück.

MEIN PERSÖNLICHER TIPP

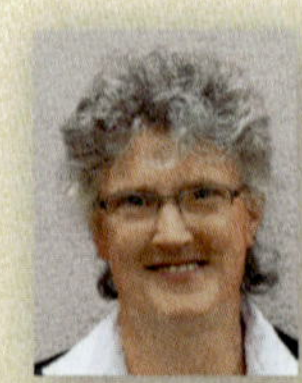

MODELL »SCHUTZRAUM«

Erwachsenen Hochsensiblen empfehlen wir einen imaginären Schutzraum, Kindern einen realen: ein Zelt, das im Kinderzimmer aufgestellt wird, eine Kuschelecke, einen eigenen Sessel, vielleicht ein Baumhaus ... Es darf nicht angesprochen werden, wenn es dort Platz nimmt. Das Kind kann sich in diesem Raum geborgen fühlen und zur Ruhe kommen, gerade nach emotional aufwühlenden Situationen.

Einsamkeit

Ob berechtigt oder nicht, jedes Kind fühlt sich irgendwann einmal verlassen oder im Stich gelassen, vor allem von den Eltern. Hochsensible Kinder sind ihren Gefühlen oft schutzlos ausgeliefert, gerade weil diese so intensiv sind. Der Zwiespalt, sich in einer großen Gruppe gestresst zu fühlen, allein aber einsam zu sein, kann zu einem grundsätzlichen Einsamkeitsgefühl werden. Traurigkeit, Angst, Appetit- und Schlaflosigkeit, Herzschmerzen oder Mutlosigkeit können zum Gefühl der Einsamkeit dazukommen.

So unterstützen Sie Ihr Kind

BACH-BLÜTEN

Gentian: Ihr Kind fühlt sich schnell entmutigt, es gibt rasch auf. Seine Grundstimmung ist pessimistisch. Gentian fördert den Glauben an sich selbst.
Heather: Ihr Kind fühlt sich isoliert und einsam und auch schnell vernachlässigt. Für sein Selbstwertgefühl ist es wichtig, immer im Mittelpunkt zu stehen. Die Blüte fördert die Selbstliebe, die nicht von anderen abhängig ist.
Water Violet: Ihr Kind ist ein Einzelgänger, es kapselt sich ab, will allein zurechtkommen und findet keinen Anschluss. Die Blüte hilft, aufgeschlossener zu werden.

HOMÖOPATHISCHE MITTEL

Ignatia D12: Ihr Kind fühlt sich oft einsam. Es hat Kummer. Umarmen Sie es öfter.
Phosphorus D12: Ihr Kind fühlt sich einsam und hat große Angst, die gegen Abend zunimmt. Auch neigt es zu Albträumen.

Gefühlslabilität, Launenhaftigkeit

Äußere, selbst kleine Veränderungen, Sorgen, aber auch glückliche Ereignisse wie der Umzug in eine schönere Wohnung oder der eigene Geburtstag können bei hochsensiblen Kindern das Gefühl auslösen, den Boden unter den Füßen zu verlieren. In diesen Zeiten ist es sehr wichtig, dass Sie für Ihr Kind da sind, ihm zuhören und das Gefühl der Geborgenheit geben, damit es sich wieder sicher fühlt und in sein seelisches Gleichgewicht kommen kann. Dazu kann auch gehören, die Gefühlsüberreizung erst einmal zu unterbrechen und Ihr Kind schlafen zu legen (Mittagsschlaf, früh am Abend).

So unterstützen Sie Ihr Kind

BACH-BLÜTEN

Cherry Plum: Gefühle stauen sich bei Ihrem Kind so lange an, bis sie nicht mehr kontrollierbar sind und herausbrechen. Die Blüte nimmt die Angst und gibt Gelassenheit.

Die Bach-Blüte Cherry Plum unterstützt Ihr hochsensibles Kind, gelassener zu werden.

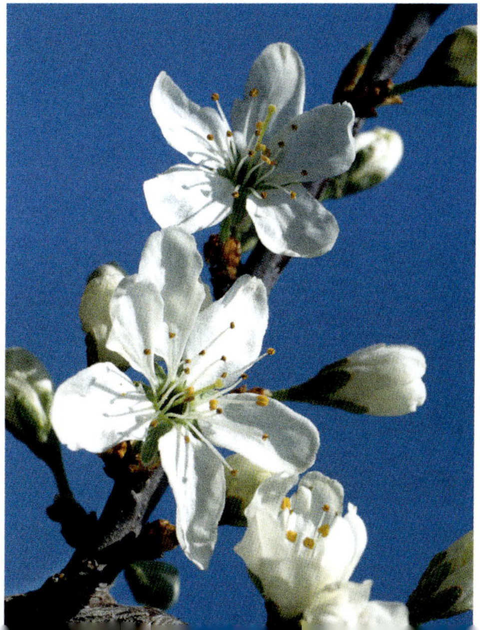

MEIN PERSÖNLICHER TIPP

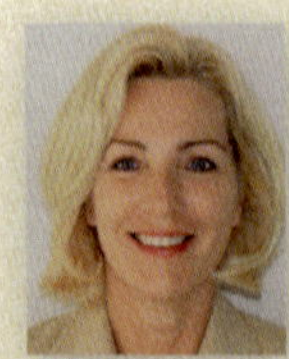

DAS KIND EMOTIONAL STABILISIEREN

Körperliche oder handwerkliche Betätigung kann emotional stabilisierend sein, denn einerseits wird der Fokus von den Gedanken in eine Aktivität verlagert, andererseits fühlt das Kind im wahrsten Sinn des Wortes seinen Körper und seine Kraft und damit sich selbst.

- Malen, Basteln, Handwerkeln, Arbeiten mit Ton, Stein, Holz, Gartenarbeit
- Barfußgehen
- Kontakt mit Tieren
- Sport, Schwimmen, Fahrradfahren, Fußballspielen, andere Ballspiele

Elm: Ihr Kind ist mit der gegenwärtigen Situation überfordert, es zweifelt an seinen Fähigkeiten und hat momentan Angst zu versagen. Die Blüte hilft, Schwieriges zu bewältigen und mit den eigenen Kräften zu haushalten.

HOMÖOPATHISCHE MITTEL

Ignatia C30 (einmal täglich): Das Kind ist sehr gereizt durch akuten Kummer (zum Beispiel Liebeskummer).

Geringes Selbstwertgefühl

Ihr Kind fragt sich eventuell seit Jahren, ob es verrückt ist, oder es schämt sich, weil es spürt, dass es anders ist als die anderen. Vielleicht hat es auch in der Familie oder von Freunden negative Bemerkungen über sein Wesen gehört. Es wäre verwunderlich, wenn das Selbstwertgefühl Ihres Kindes dies ohne Wunden überstanden hat. Desto wichtiger ist jetzt Rückhalt. Ihr Kind hat Glück: Seine Eltern befassen sich jetzt mit dem Thema Hochsensibilität.

So unterstützen Sie Ihr Kind

ÄTHERISCHE ÖLE

Bergamotte-Öl unterstützt Jungen.
Jasminöl hilft Mädchen.

BACH-BLÜTEN

Elm: Das Selbstwertgefühl ist durch ein Ereignis oder eine anstehende belastende Situation (Prüfung) vorübergehend angeknackst. Elm hilft Überforderungsgefühle abzubauen, wieder in die eigenen Fähigkeiten zu vertrauen und auf die Signale seines Körpers in stressigen Zeiten zu achten.
Larch: Dies ist die wichtigste Blüte zur Stärkung des Selbstwertgefühls.

HOMÖOPATHISCHE MITTEL

Silicea D12: Ihr Kind ist wegen seines geringen Selbstwertgefühls leicht beeinflussbar.

PHYTOTHERAPEUTISCHE MITTEL

Schafgarbe *(Achillea millefolium)* wirkt gegen Unsicherheit.
Eisenkraut *(Verbena officinalis)* hilft bei Unsicherheit, Traurigkeit und Angst.
Wermut *(Artemisia absinthium)* empfiehlt sich bei Unsicherheit und offenen Fragen.

YOGA-ÜBUNGEN

Die Krähe stärkt das Selbstbewusstsein. Es braucht ein wenig Training, aber schon bald wird Ihr Kind diese Übung können.
So geht es: Ihr Kind stellt sich mit hüftbreit geöffneten Beinen hin, stemmt die Füße fest in den Boden, die Arme hängen locker am

TIPP

DAS KIND LOSLASSEN

Selbstständigkeit und Selbstbewusstsein bedingen einander. Das Vertrauen in Ihr Kind ist die wichtigste Grundlage. Lassen Sie es seine Entscheidungen fällen und seinen Neigungen nachgehen, auch wenn Sie selbst die Dinge anders machen würden. Das Loslassen als Eltern spielt dabei eine entscheidende Rolle – und ist nicht immer einfach!
Positive Motivation: »Du schaffst das ganz bestimmt.« »Versuch es (noch) mal.« Statt nörgelnd »Was hast du denn da gemacht?« oder »Kannst du das immer noch nicht?«.
Loben, vor allem wenn das Kind aus eigener Anstrengung heraus etwas geschafft hat: »Das hast du toll gemacht.« »Wir sind stolz auf dich.« Dazu gehört auch, einem Misserfolg einen Erfolg entgegenzuhalten: »Das ist dir heute nicht gelungen, dafür aber das andere.« Oder den Fokus auf die Stärke zu lenken: »Beim Fußball hattest du Pech, doch dein Tennismatch heute war toll.«
Eigene Erfahrungen machen lassen / Freiraum schaffen: Lassen Sie Ihr Kind eigene Erfahrungen machen, Dinge ausprobieren, auch wenn nicht alles auf Anhieb gelingt. Schicken Sie es zum Spielen mit anderen Kindern auf die Straße, mit dem Bus zur Schule oder mit dem Fahrrad zum Flötenunterricht. Alleingänge und Abenteuer fördern das Selbstwertgefühl.
Konflikte selbst lösen lassen / nicht alles abnehmen: Streitigkeiten können Kinder untereinander gut selbst austragen. Ihr Kind lernt, sich in einer Auseinandersetzung zu behaupten, auch wenn es mal den Kürzeren zieht. Besprechen Sie mit ihm im Nachhinein und nicht vor den anderen Kindern, wie es sich eventuell anders hätte verhalten können.

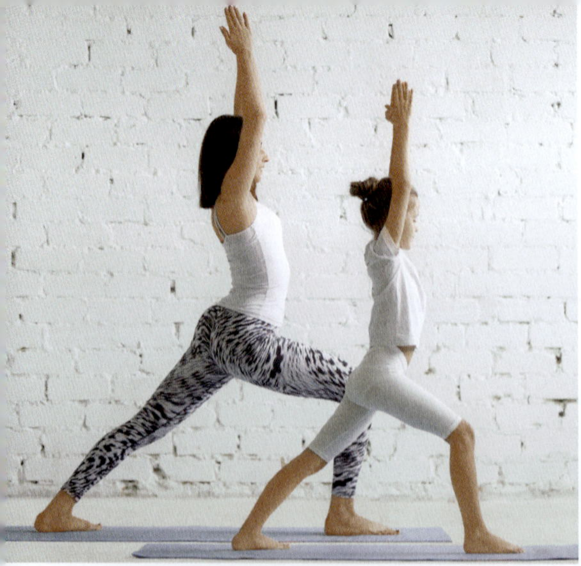

Die Yoga-Übung »Der Krieger« verleiht Ihrem Kind Zuversicht und stabilisiert es.

Körper, die Finger zeigen zum Boden. Dann beugt es die Knie im rechten Winkel, nimmt die Arme zwischen die Beine und legt die Hände mit gespreizten Fingern auf den Boden. Leicht nach vorne beugen und die Knie (erst das eine, dann das andere) auf den Ellenbogen abstützen, die Füße hängen quasi in der Luft.

Die Übung **Der Krieger** stabilisiert Ihr Kind innerlich und verleiht Zuversicht.

So geht es: Ihr Kind steht mit geschlossenen Beinen, dann macht es einen Schritt nach hinten. Die linke Ferse etwas eindrehen, sie bildet mit der rechten Ferse eine Linie. Dann streckt Ihr Kind seine Arme gerade vom Körper weg und spreizt die Finger. Einatmen und die Arme über den Kopf nehmen, die Handflächen berühren sich, als ob sie ein Schwert bilden. Ausatmen und mit dem rechten Bein einen Ausfallschritt nach vorne machen. Während der Übung hält das Kind den Blick die ganze Zeit geradeaus gerichtet. Dann das rechte Bein wieder strecken und die Arme senken. Nun ist die andere Seite dran.

Grübeln

Gedankenkreisen, Grübeln oder in Situationen gedanklich hängen zu bleiben kann sehr belastend sein, mit großer Nervosität einhergehen und zu Schlaf- und Essstörungen führen. Gerade hochsensible Kinder erscheinen oft nach außen sehr ruhig und ausgeglichen, aber in ihrem Kopf wird ohne Unterlass gedacht, abgewogen, verworfen, geplant etc.

So unterstützen Sie Ihr Kind

BACH-BLÜTEN

Gorse: Ihr Kind ist verzweifelt, weil es denkt, dass keiner ihm helfen kann. Gorse lässt Ihr Kind wieder positiv denken.

Honeysuckle: Ihr Kind trauert Vergangenem nach (zum Beispiel dem alten Wohnort), es leidet extrem unter Heimweh. Die Blüte befreit aus den Gedanken an die Vergangenheit.

White Chestnut: Ihr Kind grübelt vor allem auch nachts und findet keine Lösung für das, was ihm durch den Kopf geht. Die Blüte bringt Ruhe in die Gedanken.

TIPPS, WENN IHR KIND VIEL GRÜBELT

Erfragen Sie die Gedanken Ihres Kindes.
Vor allem aber: Nehmen Sie es ernst.

AB 3 JAHREN

Fragen Sie Ihr Kind, was ihm durch den Kopf geht. Nehmen Sie eine Feder oder einen Luftballon und legen Sie den Gedanken symbolisch darauf. Pusten Sie ihn mit vereinten Kräften aus dem Fenster, damit er frei ist und nicht mehr im Kopf Ihres Kindes herumschwirren muss …

AB SCHULKINDALTER

In diesem Alter können Sie schon verständnisvoll mit Ihrem Kind besprechen, wie realistisch der Gedanke ist. Das heißt, Sie versuchen, diesen in einen sinnvollen Kontext einzubinden. Wenn Ihr Kind zum Beispiel darüber grübelt, ob ein Erdbeben, das in Südamerika große Schäden angerichtet hatte, auch seine Stadt zerstören kann, besprechen Sie die Fakten, schauen Sie sich die geologischen Karten an etc.
Schlagen Sie Ihrem Kind vor, den wiederkehrenden Gedanken in einen Zug zu setzen, der jeden Abend zu einer bestimmten Zeit oder wie bei Harry Potter von Gleis 9 ¾ (oder wie bei einem anderen Beispiel aus einem Kinderbuch) abfährt und den Gedanken mitnimmt. Ihr Kind soll sich dabei in Gedanken auf die roten Rücklichter des Zugs konzentrieren. Der Zug mit seinem Grübelgedanken fährt aus dem Bahnhof heraus und immer weiter weg, bis die Rücklichter nicht mehr zu erkennen sind. Wiederholen Sie diese Übung jeden Abend von einem anderen imaginären Bahnhof aus, bis der Gedanke quasi auf den Weg gebracht worden und der Kopf wieder für andere, »schöne« oder »realere« Gedanken frei geworden ist.

PUBERTÄT

Schlagen Sie Ihrer / m Jugendlichen vor, ihre / seine Gedanken aufzuschreiben, insbesondere, wenn sie / er diese nicht mit Ihnen teilen möchte – eine Reaktion, die in diesem Alter normal ist.
Anti-Grübeltechnik: den Gedanken in einen anderen »schöneren« Gedanken umschreiben und sich den neuen Gedanken dann jeden Abend mehrere Minuten lang vorstellen. Beispiel: »Eva lädt mich bestimmt nicht zu ihrer Party ein« wird zu »Ich freue mich auf die nächste Party«.

HOMÖOPATHISCHE MITTEL

Aurum metallicum D12: Ihr Kind hat Angst, in der Schule zu versagen. Ständig kreisen die Gedanken um dieses Thema. Animieren Sie Ihr Kind, an die frische Luft zu gehen. Auch Wärme hilft ihm.

Plumbum metallicum D12: Vor lauter Grübeln vergisst Ihr Kind alles andere. Gedanken an die Zukunft sind düster.

Innere Unruhe, Nervosität

Äußere wie auch innere Einflüsse wie Lärm und Stress, Ängste und Sorgen können Ihr

INFO

HILFESTELLUNGEN BEI INNERER UNRUHE

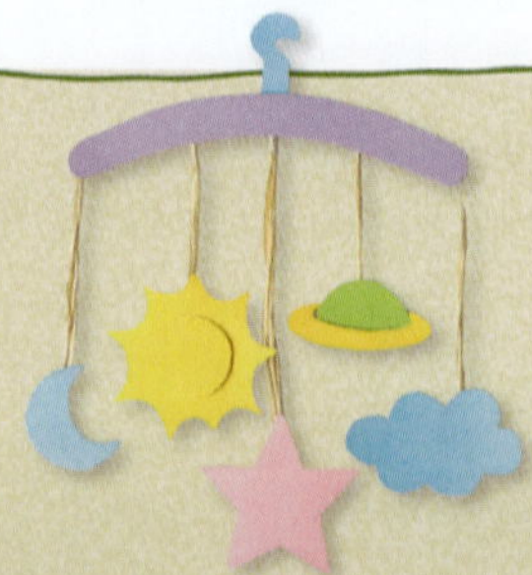

Säuglingsalter: Entfernen Sie alles, was vor dem Baby im Bett oder Kinderwagen baumelt, verzichten Sie auf akustische (Stör-)Quellen wie Spieluhren etc.

Ab 3 Jahren: Spielen Sie gegebenenfalls zusammen mit Ihrem Kind Detektiv: Hat es in letzter Zeit zu wenig geschlafen, war es zu lange zu starkem Lärm ausgesetzt, hat es ein Geschwisterchen bekommen und ist damit in einer völlig neuen Situation? Hat sich in der Kita etwas verändert, ist ein Kitakamerad weggezogen usw.? Unterstützen Sie Ihr Kind, indem Sie zum Beispiel den Besuch bei einem umgezogenen Freund in Aussicht stellen (und dann auch organisieren).

Ab Schulkindalter: Zusätzlich zu den oben genannten Maßnahmen besprechen Sie gemeinsam mit dem Kind, was es braucht: eine ruhigere Schlafumgebung, Unterstützung bei den Hausaufgaben, einen Fernsehabend nur mit Papi oder Ähnliches.

Pubertät: Auch wenn es schwierig ist in dieser Phase, sollten Sie Zeit für Zweisamkeit finden – ohne Geschwister oder andere »Störquellen« wie einen eingeschalteten Fernseher oder Ähnliches –, in der ein Gespräch über den Seelenzustand möglich ist, und sei es auch nur beiläufig (während Sie zum Beispiel miteinander Karten spielen). Überlegen Sie zusammen mit Ihrem Kind, welcher musische oder körperliche Ausgleich möglich ist oder was Ihr Kind sich in dieser Zeit wünscht oder braucht, um ausgeglichener sein zu können.

Kind beunruhigen und nervös machen. Folgen auf seelischer Ebene sind Gereiztheit, innere Unruhe, blank liegende Nerven, Aggressivität, Traurigkeit, Angst, Depression. **Wichtig:** Lassen Sie auch eine körperliche Ursache bei Ihrem Kind abklären.

So unterstützen Sie Ihr Kind

BACH-BLÜTEN

Impatiens: Ihr Kind ist hyperaktiv, leicht reizbar, sehr impulsiv und ungestüm. Es entspricht dem Bild des Zappelphilipps. In Klassenarbeiten macht es vermehrt Flüchtigkeitsfehler. Die Blüte fördert die Geduld.
Vervain: Ihr Kind ist aufgekratzt, vor Begeisterung überdreht und lässt sich nicht ins Bett bringen. Die Blüte fördert die innere Ausgeglichenheit.

HOMÖOPATHISCHE MITTEL

Argentum nitricum D12: Ihr Kind ist hektisch, nervös und sehr leicht reizbar. Es hat einen starken Hunger nach Süßem, verträgt Zucker aber schlecht (Blähungen).
Coffea D6: Ihr Kind ist unruhig, nervös und kann nicht in den Schlaf finden.

PHYTOTHERAPEUTISCHE MITTEL

Passionsblume *(Passiflora incarnata)* hilft bei Sorgen und Stress.
Überbrühen Sie 1 TL mit 100 Milliliter kochendem Wasser. 10 Minuten ziehen lassen, abseihen und mit Honig gesüßt trinken.

YOGA-ÜBUNGEN FÜR KINDER

Diese Übungen sind sinnvoll ab einem Alter von 4 bis 6 Jahren.
Der Stern ist eine leichte Übung, die geistige Stärke und inneres Gleichgewicht fördert. Ihr Kind steht mit leicht gespreizten Beinen fest auf dem Boden, die Füße stehen parallel, beide Arme hat es rechts und links gerade nach oben ausgestreckt. Dabei atmet es tief ein und aus.
Die Übung **Königskobra** fördert äußeres und inneres Gleichgewicht. Ihr Kind liegt auf dem Bauch, die Arme neben dem Körper. Der Kopf ruht auf der Stirn. Dann setzt es die Handflächen neben dem Körper auf und richtet den Oberkörper mit der Kraft der Unterarme auf, bis die Arme durchgestreckt sind, die Fußrücken liegen flach auf dem Boden. Ihr Kind hält die Stellung so lange wie möglich, am Anfang wahrscheinlich wenige Sekunden, mit der Zeit gelingen ihm vielleicht 30 Sekunden oder länger.

Konzentrationsschwäche

Seine Aufmerksamkeit für längere Zeit auf eine bestimmte Sache richten zu müssen, will gelernt und geübt sein. Von einer Konzentrationsschwäche spricht man unter anderem, wenn das Kind sehr leicht ablenkbar, zerstreut oder vergesslich ist und gar keine Ausdauer hat. Hochsensible Kinder sind für Ablenkung aller Art sehr empfänglich, weil sie einfach alles sehen, hören usw. Darüber

TIPP

KONZENTRATION FÖRDERN

Lob statt Kritik: So lernt Ihr Kind, dass sich Konzentration lohnt.

Motivation fördern durch Eigeninitiative: Kinder sind oft viel motivierter, wenn sie selbst wählen können, mit welcher Aufgabe sie zum Beispiel beginnen.

Regelungen: Hausaufgabenzeit ist jeden Tag zum Beispiel von 15 bis 16 Uhr oder auch eine Stunde lang (Zeit flexibel). Darauf kann sich Ihr Kind einstellen.

hinaus gibt es Kinder, die sich aufgrund ihres Biorhythmus besser vormittags konzentrieren können, andere nachmittags.

So unterstützen Sie Ihr Kind

ÄTHERISCHE ÖLE

Für Kinder ab 6 Jahren: Geben Sie 3 Tropfen **Kiefernöl** und je 2 Tropfen **Kajeput**- und **Zypressenöl** in die Duftlampe.

BACH-BLÜTEN

Scleranthus: Ihr Kind kann sich schlecht konzentrieren, seine Gedanken hüpfen ständig hin und her. Die Blüte fördert das Finden der eigenen Mitte.

White Chestnut: Gedankenkreisen steht im Vordergrund, abends kann Ihr Kind schlecht einschlafen. Die Blüte beruhigt den Geist und klärt die Gedanken.

HOMÖOPATHISCHE MITTEL

Kalium bromatum D12: Hände, Füße, Kopf – alles ist ständig in Bewegung. Ihr Kind spielt, zerrt an etwas und ist dauernd unkonzentriert.

Zincum metallicum D12: Ihr Kind ist nervös, unkonzentriert und unruhig. Geben Sie 1- bis 2-mal täglich 3 Globuli über 3 Wochen, dann pausieren Sie 1 Woche. Danach geben Sie das Mittel noch einmal über 3 Wochen.

SCHÜSSLER-SALZE

Nr. 17 Manganum sulfuricum D6 hilft bei Konzentrations- und Lernstörungen (Schulkinder).

YOGA-ÜBUNG

Die Übung **Baum** fördert die Konzentration und erdet Ihr Kind. Es stellt sich gerade hin, legt die rechte Fußsohle an den inneren linken Unterschenkel und lässt dann den rechten Fuß bis zur Mitte des Oberschenkels hochgleiten. Dort bleibt der Fuß, Ihr Kind steht also wie ein Flamingo auf einem Bein. Die Handflächen legt es vor der Brust wie zum Gebet aneinander. 5-mal tief aus- und einatmen. Dann die Übung mit dem anderen Bein wiederholen.

WAS SONST NOCH HILFT

- Reduzieren Sie mögliche Störfaktoren, wie Geräusche oder zu viele Gegenstände auf dem Schreibtisch, an dem Ihr Kind seine Hausaufgaben macht.
- Sorgen Sie für handyfreie Zeiten.
- Reduzieren Sie den Zuckerkonsum (Süßigkeiten, Limonaden) bei Ihrem Kind. Es ist zwar nicht wissenschaftlich erwiesen, dass Zucker Kinder hyperaktiv macht, aber ein erlerntes Verhalten (Kuchen, Süßigkeiten gibt es immer bei aufregenden Gelegenheiten wie zum Beispiel bei Geburtstagsfeiern) kann Unruhe durch Zucker fördern.
- Sorgen Sie dafür, dass Ihr Kind ausreichend schläft, regelmäßig Pausen macht und sich körperlich austoben kann.
- Achten Sie darauf, dass es genügend Zeit für alles hat, zum Beispiel morgens, um sich anzuziehen, oder nachmittags für die Hausaufgaben. Denn Zeitdruck lenkt ab.
- Finden Sie zusammen mit Ihrem Kind die Tageszeit heraus, zu der es sich am besten konzentrieren kann, um dann die Hausaufgaben zu machen. Jeden Tag gegen seinen Biorythmus anzuarbeiten, stresst Ihr hochsensibles Kind.

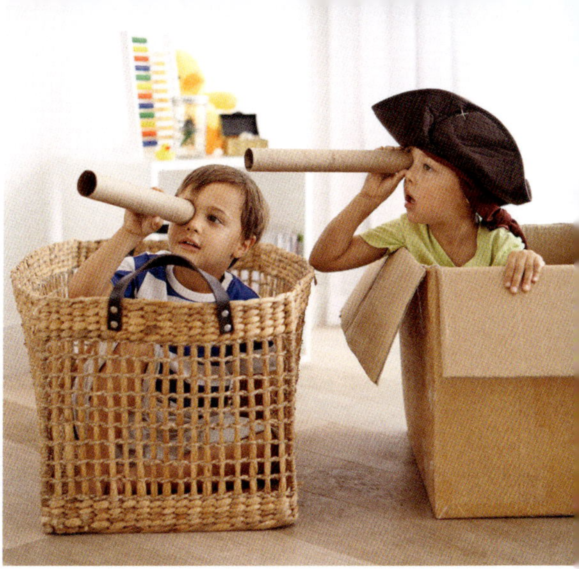

Im Spiel können sich Kinder austoben. Danach sind sie wieder konzentriert bei der Sache.

INFO

KONZENTRATIONSÜBUNGEN

Ich packe meinen Koffer und nehme mit ...: Mehrere Spieler zählen abwechselnd Gegenstände auf, die sie in den Koffer packen. Wenn ein Spieler an der Reihe ist, muss er alle Gegenstände auf der Liste von Beginn an wiederholen. Zum Schluss fügt er einen neuen Gegenstand hinzu.

Fehlergeschichte: Erzählen Sie Ihrem Kind eine Geschichte. Es muss sehr aufmerksam zuhören. Wenn es einen Fehler hört (eckiger Ball, Auto mit zwei Rädern), ruft es »Stopp«.

Auf die eigenen Schritte konzentrieren: Lassen Sie Ihr Kind seine Schritte zählen, zum Beispiel von der Kita nach Hause, von daheim bis zum Spielplatz. Am meisten Spaß macht das Spiel mit mehreren Kindern.

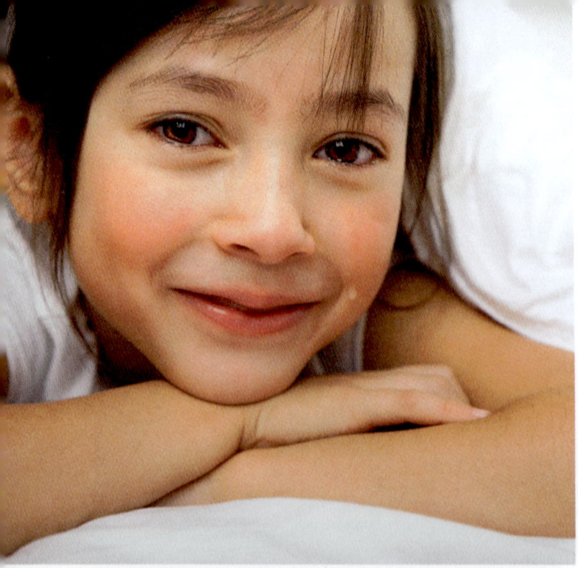

Die hohe Empathie hochsensibler Kinder lässt sie schnell vor Freude oder Kummer weinen.

- Prüfen Sie, ob die Aufgabe Ihr Kind ausreichend fordert. Langeweile führt zu Unkonzentriertheit.
- Sprechen Sie mit ihm über seine Sorgen und Ängste, damit es den Kopf frei bekommen kann.

Kummer, Sorgen

Hochsensible Kinder empfinden sehr intensiv. Probleme, unbekannte und emotional aufwühlende Situationen wie das erste Verliebtsein können tiefen Kummer oder Seelenschmerz auslösen. Zudem haben sie die Gabe, sich besonders gut in die positiven wie negativen Gefühle anderer Menschen hineinzuversetzen. Sie empfinden dabei die Emotionen des Gegenübers mitunter so stark, als wäre es ihr eigenes Gefühl. Hinzu kommt, dass hochsensible Kinder zusätzlich sehr empfänglich für emotional geprägte Ereignisse sind und dazu neigen, auf diese mit Verzweiflung zu reagieren (Ungerechtigkeit, Leid von Mitmenschen, weltpolitisches Klima, Katastrophen). Zu den eigenen Gefühlen addieren sich also immer noch weitere Gefühle hinzu. Die Einordnung und Verarbeitung sind sehr energieraubend. Die daraus folgende Erschöpfung kann Kummer, Traurigkeit und Sorgen hervorrufen. Selbstverständlich können auch schwierige oder traurige Situationen direkt ursächlich sein.

So unterstützen Sie Ihr Kind

BACH-BLÜTEN

Aspen: Ihr Kind ist sehr sensibel und empfindlich für die Stimmungen anderer. Es leidet unter unerklärlichen Ängsten und kann im Dunkeln nicht einschlafen. Die Blüte lässt Ihr Kind zur Ruhe kommen.
Elm: Ihr Kind ist mit der gegenwärtigen Situation überfordert, es glaubt, die anstehende Aufgabe (Schulwechsel, Klassenarbeit, Geburtstagsfeier) nicht bewältigen zu können. Die Blüte fördert das Vertrauen in die eigenen Fähigkeiten.
Red Chestnut: Ihr Kind ist (zu) mitfühlend, es macht sich ständig Sorgen um andere, auch um Sie als Eltern. Es wittert Unheil und Schwierigkeiten und möchte alle davor bewahren. Die Blüte lässt das Kind wieder mehr bei sich sein.

UMGANG MIT GEFÜHLEN LERNEN

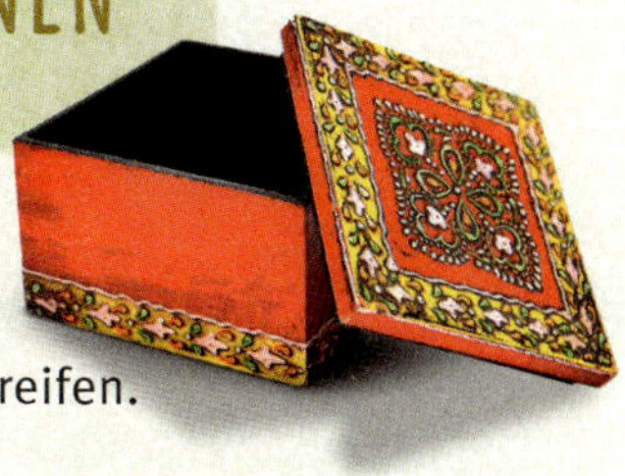

Die ganze Bandbreite an Gefühlen, einschließlich schwere und traurige, lässt uns reifen.

Für die Entwicklung der kindlichen Persönlichkeit ist das Erleben und Aushalten von »negativen« Gefühlen wichtig. Wie Sie mit Ihren Gefühlen umgehen – vor allem auch den negativen – beeinflusst die Entwicklung Ihres Kindes. Es wird lernen, dass nach Trauer wieder Freude kommt, nach Ärger Harmonie. So kann Ihr Kind lernen, mit seinen »negativen« Gefühlen umzugehen.

KINDER AB 3 JAHREN

Basteln Sie mit Ihrem Kind aus Pappe eine Stimmungsuhr, auf der Sie vier unterschiedliche Felder einzeichnen. Lassen Sie das Kind je ein Symbol für unterschiedliche Gefühle in die Felder malen, zum Beispiel in Feld 1 Traurigkeit, Enttäuschung, in Feld 2 Fröhlichkeit, Freude usw. Befestigen Sie einen beweglichen Zeiger in der Mitte und animieren Sie das Kind, seinen Gefühlszustand auf der Uhr anzuzeigen. Beginnen Sie das Spiel in guten Zeiten, dann sieht das Kind, dass der Zeiger zum Beispiel gestern im Feld »Freude« stand, auch wenn er heute bei »Traurigkeit« steht. So erfährt es, dass alle Gefühle zum Leben gehören.

SCHULKINDALTER

Lassen Sie Ihr Kind einen Kummerkasten basteln (eine Schachtel, die bemalt oder beklebt wird). Das Kind kann die Ursache seines negativen Gefühls symbolisch in ein kleines Bild, in Gebasteltes oder auch einen Gegenstand (Stein, Spielzeugtier o. Ä.) übersetzen. Dies legt es in den Kasten. Es kann dazu einen Zauberspruch aufsagen: »Ich lege dich traurigen Stein nun in den Kummerkasten. Da bist du gut aufgehoben.« Dieser »Trick« fordert das Kind auf, sich mit dem Gefühl direkt auseinanderzusetzen, es anzuschauen, in eine andere Sprache zu übersetzen und einen Platz dafür zu finden. Ältere Kinder können Tagebuch schreiben.

PUBERTÄT

Gefühle werden in diesem Alter nicht nur sehr intensiv empfunden, sie unterliegen auch extremen Schwankungen. Hilfreich ist es, wenn es außerhalb der Kernfamilie eine Bezugsperson gibt (Oma, Pate, Vertrauenslehrer, Freund der Familie o. Ä.), an die sich der Jugendliche wenden kann. Animieren Sie ihn, sich dieser Person anzuvertrauen.

Sweet Chestnut: Ihr Kind ist verzweifelt, es weiß nicht mehr weiter und trauert still. Seine Verzweiflung kann sich in aggressivem Verhalten ausdrücken. Die Blüte verbindet wieder mit den eigenen Fähigkeiten.

HOMÖOPATHISCHE MITTEL

Acidum phosphoricum D12: Ihr Kind ist traurig (Haustier verstorben, Liebeskummer etc.) und erschöpft. Wärme ist wichtig.
Ignatia D12: Ihr Kind ist traurig, will aber nicht getröstet werden. Lachen und Weinen wechseln einander ab. Achten Sie auf regelmäßige Mahlzeiten.

Mutlosigkeit

Erwachsene können – zumindest theoretisch – aktiv eine Situation ändern oder sich in einer verzweifelten Lage Hilfe holen. Kinder nicht. Gerade hochsensible Kinder können sich schutzlos und machtlos fühlen, wenn die Umstände schwierig sind oder auch ihren Neigungen oder Bedürfnissen nicht entsprechen ▸ **siehe auch »Sich schämen« Seite 124, »Geringes Selbstwertgefühl« Seite 106, »Schüchternheit« Seite 117.**

So unterstützen Sie Ihr Kind

BACH-BLÜTEN

Gentian: Ihr Kind traut sich nicht viel zu und lässt sich dementsprechend schnell entmutigen. Es rechnet immer mit dem

TIPP

SO TRAINIEREN SIE MIT IHREM KIND MUT

Informationen sammeln: Reden Sie mit Ihrem Kind. Fragen Sie, was die Ursache für seine Mutlosigkeit ist.
»Zukunft« spielen: Spielen Sie in Gedanken mit Ihrem Kind das Spiel »Was wäre, wenn ...«. Was braucht Ihr Kind, damit es ihm wieder besser geht? Lassen Sie es sich den bestmöglichen Zustand bildlich vorstellen: Was bräuchte es, damit es als mutige Jeanne d'Arc oder Ritter (Elefant oder Tiger) hinausziehen kann in die Welt. Lassen Sie Ihr Kind ein Bild malen mit diesen Attributen und Gegenständen, eine Geschichte darüber schreiben oder eine Fantasiewelt aus Bauklötzen dazu bauen.
Mutproben: Sollte Ihr Kind grundsätzlich sehr vorsichtig und darüber unglücklich sein, überlegen Sie zusammen kleine Mutproben: auf dem Spielplatz ein fremdes Kind ansprechen, sich in der Schulklasse für eine Aufgabe melden, Theater spielen etc.

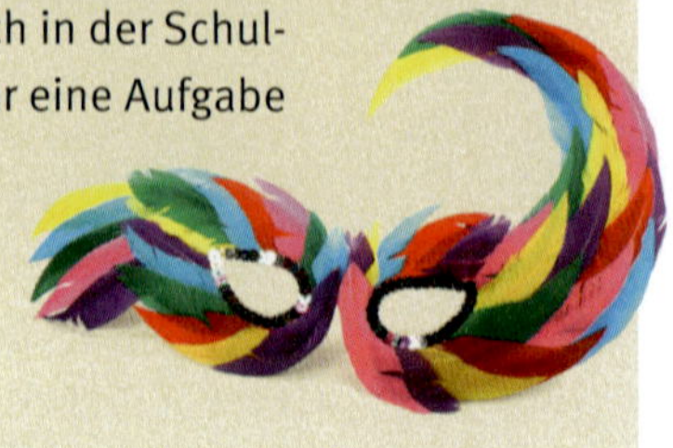

Schlimmsten. Die Blüte mildert Zweifel und stärkt das Selbstverstrauen.
Gorse: Ihr Kind hat keine Hoffnung mehr, dass sich das Blatt zum Guten wendet. Es glaubt auch nicht daran, dass irgendjemand helfen kann, es ist in seinem Handeln blockiert. Gorse löst diese Blockade.

HOMÖOPATHISCHE MITTEL

Acidum phosphoricum D12: Angst vor der Zukunft und Erschöpfung stehen im Vordergrund.
Lachesis D12: Ihr Kind hat Angst vor Veränderung (Umzug, Schulwechsel, Trennung der Eltern).

YOGA-ÜBUNG

Der Löwe (Simhasana) löst emotionale Spannungen: Ihr Kind sitzt auf seinen Unterschenkeln, die Hände liegen mit gespreizten Fingern auf den Oberschenkeln. Ihr Kind blickt auf einen eingebildeten Punkt zwischen den Augenbrauen (schielt nach oben innen), streckt dabei die Zunge heraus und brüllt wie ein Löwe. Diese Übung macht Mut, auch im wirklichen Leben wie ein Löwe zu brüllen.

Schüchternheit

Hochsensible Kinder sind nicht von Geburt an schüchtern. Sie haben aber im Lauf der Zeit erfahren, dass sie wegen ihres Wesens von anderen zum Beispiel zurückgewiesen

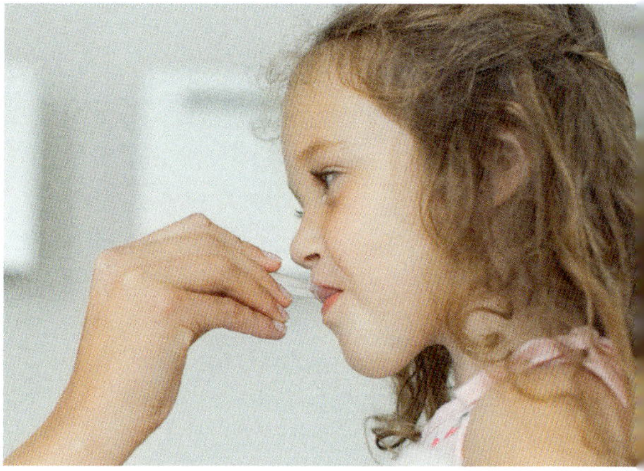

Bach-Blüten verabreichen Sie Ihrem hochsensiblen Kind nur von einem Plastiklöffel.

wurden. Darum sind sie vorsichtig. Außerdem fällt es vielen hochsensiblen Kindern schwer, sich zu exponieren, eine Rede zu halten, in einem Theaterstück mitzumachen etc., weil sie die Blicke der Zuschauer intensiver als normalsensible Kinder spüren.

So unterstützen Sie Ihr Kind

BACH-BLÜTEN

Diese Mischung hat sich bei Schüchternheit bewährt: **Centaury, Larch, Mimulus** und **Water Violet**. Geben Sie Ihrem Kind 4-mal am Tag zwischen den Mahlzeiten 4 Tropfen auf einem Plastiklöffel.

HOMÖOPATHISCHE MITTEL

Barium carbonicum D6: Ihr Kind ist schüchtern und errötet leicht.

INFO

BURNOUT BEI KINDERN

Auch Kinder können zutiefst erschöpft sein von den Anforderungen des Alltags und ausbrennen. Die häufigsten Ursachen für Burnout bei Kindern sind schulische Probleme, Mobbing, Unsicherheit im Elternhaus und in Bezug auf die Zukunft, zu hohe Erwartungen des Kindes an sich selbst und seine Leistungen (sehr ehrgeizig) – nicht immer ist es der Ehrgeiz der Eltern. Stark überreizte Kinder haben schwere Konzentrationsstörungen, Schlafstörungen, sie fühlen sich selbst »kaputt« und voller Sorgen. Kopfschmerzen, Bauchschmerzen oder große Traurigkeit können weitere Symptome sein. Die Kinder haben das Gefühl, ihren Alltag und ihre Aufgaben nicht mehr zu schaffen, isolieren sich immer mehr, brechen irgendwann zusammen.

Wichtig: Scheuen Sie sich nicht, das Thema »Burnout« beim Kinderarzt anzusprechen, wenn Sie merken, dass sich Ihr Kind isoliert, in sich gekehrt wirkt, nicht mehr aufstehen will, in der Schule plötzlich schlechte Noten schreibt, es nur noch traurig ist oder Essen und Gespräche verweigert.

Sensorische Überreizung

Die meisten Kinder werden heute mit Reizen durch Social Media, Schul- und Freizeitstress überflutet. Das hochsensible Reizverarbeitungssystem Ihres Kindes ist in noch stärkerem Maße gefordert. Sicherlich haben Sie schon beobachtet, dass es Ihrem Kind in einer stressigen Situation oder in einer lauten, reizüberfluteten Umgebung nicht gut geht. Eventuell reagiert es nervös, panisch, wehleidig, aggressiv, traurig, klammernd oder depressiv. Auch körperliche Reaktionen wie Kopf- und Bauchschmerzen oder unruhiger Schlaf sind typisch. Überreizte hochsensible Kinder brauchen in der Regel viel Zeit, um sich wieder zu entspannen, mindestens eine halbe Stunde.

Grundsätzlich

Beobachten Sie Ihr Kind und sammeln Sie die Aspekte, die zu einer Reizüberflutung führen: Zeitdruck, große Gruppen, Familienfeiern, Besuch von mehr als zwei Kindern, der Besuch der Kirmes, Shoppen etc.

Zeichen für chronische Überreizung sind: stärkere Gewichtsveränderungen, Dauermüdigkeit, Bettnässen, selbstverletzendes Verhalten (Ritzen), Notenabfall, Isolation. Natürlich besteht der wichtigste Schritt darin, dass Sie sich als Eltern Zeit nehmen, in Ruhe mit Ihrem Kind zu sprechen, ihm Auszeiten und Ruhephasen zu gönnen, mit ihm gemeinsam zu überlegen, wie der Alltag entstresst werden kann – im Ernstfall durch einen Schulwechsel.

HILFE IM SÄUGLINGSALTER

- Weniger ist mehr, im Kinderwagen, im Kinderbettchen, auf der Babydecke. Ein – interessantes – Spielzeug reicht für ein hochsensibles Baby, mehr überreizt es leicht. Auch akustische Reizquellen wie Schlafuhren können ein hochsensibles Baby überreizen.
- Körperkontakt (Kuscheln, Babymassagen) kann das Kind beruhigen, aber nur dann, wenn es nicht den ganzen Tag von einer Person zur nächsten gereicht wird.

HILFE FÜR IHR KIND AB 3 JAHREN

- Überlegen Sie ggf. zusammen mit Ihrem Kind, welche Prioritäten sich setzen lassen. Welche Unternehmung ist ihm oder Ihnen wichtig, welche können Sie Ihrem Kind ersparen?

WICHTIG

SOFORTHILFE FÜR DAS ÜBERREIZTE KIND

- Kommen zuallererst Sie zur Ruhe, atmen Sie tief durch, schließen Sie die Augen und zentrieren Sie sich.
- Ihr Kind braucht Ihre Hilfe und Ihren Schutz (außer Sie sind selbst die Reizquelle – bitte selbstkritisch sein!). Erlösen Sie Ihr Kind aus der reizüberfluteten Situation. Verlassen Sie das Kaufhaus, die Geburtstagsfeier, suchen Sie eine ruhige Straße, einen Park o. Ä. oder setzen Sie sich mit dem Kind ins Auto. Eine halbe Stunde wäre optimal, 10 Minuten sind schon gut.
- Probieren Sie aus, wodurch Sie Ihr Kind abschirmen und beruhigen können. Dem einen Kind gibt eine Umarmung Sicherheit, für das andere ist genau dieser Reiz zu viel. Lassen Sie es dann in Ruhe.
- Atmen Sie zusammen mit Ihrem Kind 5- bis 10-mal bei geschlossenen Augen tief durch die Nase ein und durch den Mund aus.
- Geben Sie Ihrem Kind etwas Schokolade. Das Magnesium darin entspannt.
- Überlegen Sie in ruhigeren Zeiten mit Ihrem Kind ein Notfallsignal, womit es Sie auf seine Überreizung aufmerksam machen kann, etwa das Wort »Stopp« oder 3-mal am Ärmel zupfen, wenn ihm etwas zu viel wird.

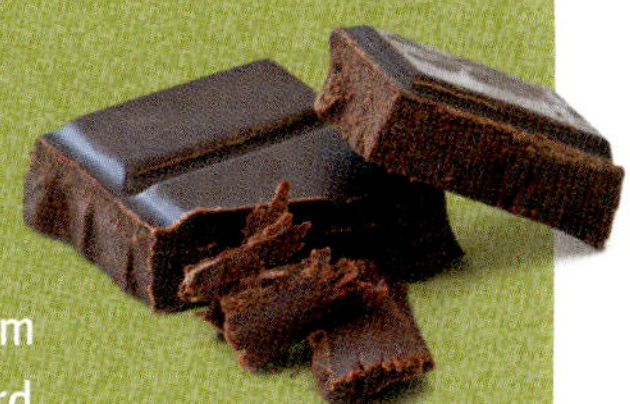

ÜBUNGEN GEGEN ÜBERREIZUNG

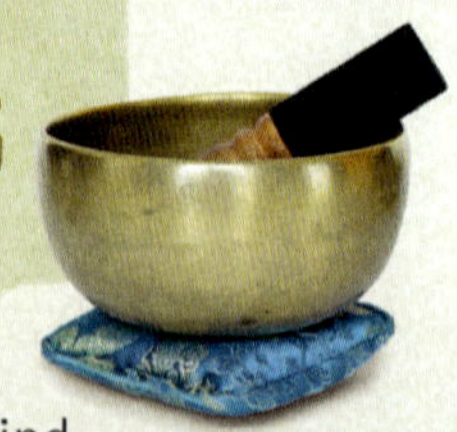

Mit den Übungen auf dieser Seite helfen Sie Ihrem Kind, aus der überreizten Stimmungslage herauszukommen.

STILLE-ÜBUNGEN

Durch Stille-Übungen kommt Ihr Kind spielerisch mit Meditation in Berührung. Diese Übungen machen mit Freunden Spaß, funktionieren aber auch allein. Bei allen Übungen sitzen Sie beide auf dem Boden.

Klangschale: Schlagen Sie die Klangschale an und reichen diese so oft zwischen sich und Ihrem Kind hin und her (auf der flachen Hand), bis der Ton verklungen ist. Alternativ erzeugen Sie einen nachhallenden Ton mit einem Topfdeckel, einer Klingel etc.

Kerzenmeditation (sehr beliebt bei Kindern): Zünden Sie eine Kerze an (gesichert aufstellen, keine entflammbaren Gegenstände in der Nähe, das Kind nicht allein lassen). Die Konzentration gilt der Flamme, das heißt, Ihr Kind schaut in die Flamme und lässt seine Gedanken schweifen bzw. zur Ruhe kommen. Dabei nicht sprechen.

Meditation mit Steinen: Legen Sie ein paar Steine vor das Kind, das auf dem Boden sitzt. Es schließt die Augen und ertastet einen Stein, riecht an ihm, schmeckt ihn, horcht, ob er etwas zu sagen hat. Dann beschreibt es seine Eindrücke.

YOGA-ÜBUNGEN

Shavasana-Sandwich (für Säuglinge, Kleinkinder): Sie selbst liegen auf dem Rücken, die Füße hüftbreit auseinander, die Fußspitzen zeigen nach außen, Ihr Kind legt sich auf Ihren Bauch oder Ihre Brust und lauscht mit einem Ohr Ihrem Herzschlag. Schließen Sie beide die Augen und kommen Sie mehrere Minuten lang gemeinsam zur Ruhe. Zum Abschluss legt sich Ihr Kind neben Sie. Sie nehmen beide die Arme über den Kopf und recken und strecken sich.

Fünfe gerade: Ihr Kind setzt sich in den Schneidersitz, atmet durch die Nase ein und zählt an den Fingern bis fünf (bei jeder Zahl streckt es einen Finger aus). Dann hält es kurz inne und atmet wieder aus. Beim Ausatmen zählt es rückwärts und klappt dabei die Finger der Reihe nach wieder ein.

Der Fisch: Ihr Kind liegt auf dem Boden, die Fußsohlen berühren sich, die abgewinkelten Knie fallen zur Seite. Die Handflächen zeigen zum Boden und werden unter die Pobacken geschoben, die Ellbogen gegen den Boden gedrückt. Seinen Rücken biegt das Kind durch, den Kopf streckt es nach hinten und legt ihn auf dem Boden ab. Dann atmet es wie ein Fisch, indem es seinen Mund immer auf- und zumacht.

ATEMÜBUNGEN

Einfache Atemübung: Üben Sie mit Ihrem Kind, durch die Nase ein- und durch den Mund wieder auszuatmen. Die Atemzüge sollen mit jedem Mal tiefer werden. Sprechen Sie dabei das Wort »Ru-he« zweisilbig vor: beim Einatmen »Ru« und beim Ausatmen »he«. Legen Sie eine Hand auf den Bauch Ihres Kindes und motivieren Sie es, die Hand zum Schweben zu bringen. Dann hat es tief in den Bauch geatmet. Prima!
Luftballon: Die Arme des Kindes hängen neben dem Körper, dann hebt es sie auf Brusthöhe an. Beim Einatmen führt es die Arme vor dem Körper auseinander, als ob es einen übergroßen Luftballon halten und weiter aufblasen würde (»Die Lunge wird weit und groß«). Beim Ausatmen wird der Luftballon klein (»Ich lasse los, entspanne mich«), beim Einatmen wieder groß.
5-mal hintereinander ein- und ausatmen.

BERUHIGUNGSÜBUNG

Gerade sehr aktive Kinder beruhigen sich, wenn sie sich körperlich austoben.
Bäumchen-schüttel-dich-Übung: Ihr Kind hüpft 1 Minute lang auf der Stelle, es schüttelt dabei Schultern, Arme und Hände. Dann bleibt es stehen und rollt die Schultern nach vorne und hinten (je 30 Sekunden lang), dann hüpft und schüttelt es sich erneut 1 Minute lang. Danach rollt es den Kopf erst von links nach rechts und wieder von rechts nach links. Zum Abschluss schüttelt es wieder den ganzen Oberkörper.
Ausdauerbewegungen: Je nach Neigung und Temperament Ihres Kindes wirken Ausdauerbewegungen über die Ausschüttung von körpereigenen Glückshormonen beruhigend: Schwimmen, Radfahren, Joggen, Spazierengehen mit einem Hund – dem eigenen, dem des Nachbarn – etc.
Das Erlernen von Entspannungstechniken wie autogenes Training oder progressive Muskelentspannung ▸ siehe Seite 74 kann darüber hinaus sinnvoll sein.

Sich viel zu bewegen, etwa spazierengehen mit dem Hund, hilft bei Überreizung.

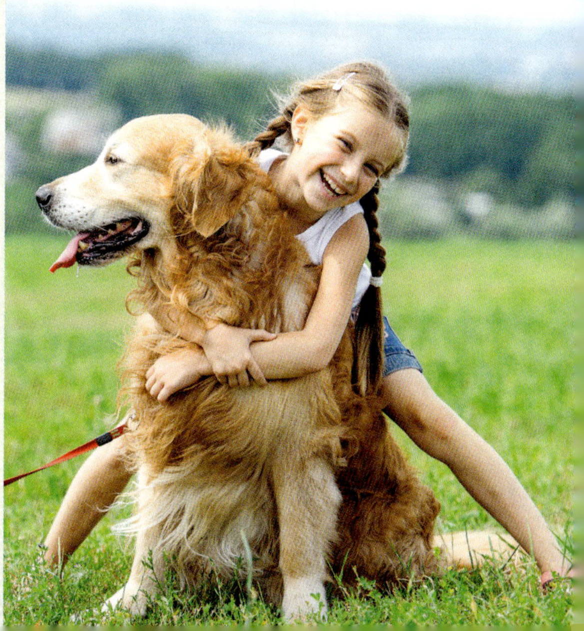

- Reduzieren Sie auch hier die Reizquellen: die Menge an Spielsachen im Kinderzimmer, die Menge an Postern an den Wänden, akustische Quellen wie die Dauerbeschallung mit Geschichten oder Songs aus dem CD-Player, Tablet oder Smartphone, Gameboy- oder anderen Computerspielen mit begleitenden Geräuschen.
- Regeln Sie ggf. den Umgang mit der Zeit: Braucht Ihr Kind für das Anziehen morgens mehr Zeit, dann reicht vielleicht ein schnelles, unkompliziertes Frühstück.
- Üben Sie mit Ihrem Kind, Prioritäten zu setzen, Ihr hochsensibles Kind neigt sehr wahrscheinlich zum Perfektionismus. Ohne seine Leistungsbereitschaft auszuhebeln, versuchen Sie ihm zu vermitteln, dass seine Arbeit sehr wohl den höchsten Ansprüchen genügt, auch wenn sie nicht 100 Prozent perfekt ist.
- Richten Sie eine blaue Stunde ein. Beispiele: Nachdem Ihr Kind aus der Kita nach Hause gekommen ist, gibt es für die folgende Stunde erst einmal kein weiteres Programm. Vielleicht setzen Sie sich zusammen an den Küchentisch, trinken eine Tasse Kakao. Empfehlungen für Entspannungsgeschichten finden Sie im Anhang auf Seite 139.
- Die Farbe Blau beruhigt (blaues Bild / Gegenstand / Wand).
- Ab jetzt macht das Erlernen von Entspannungsmethoden ▸ **siehe ab Seite 72** Sinn (nicht gleich nach dem Essen, da sackt der Blutzuckerspiegel ab und Ihr Kind ist wenig aufmerksam für Neues).

HILFE FÜR IHR KIND AB 6 JAHREN

Besprechen Sie eine festgelegte Zeit für Medienkonsum, Auszeiten (ohne Smartphone, PC, Spielkonsole, Fernseher). Des Weiteren gelten auch die Tipps für Kinder ab 3 Jahren ▸ **siehe links.**

HILFE FÜR IHR PUBERTIERENDES KIND

Der Zwang, zu einer Gruppe zu gehören, inklusive der Herausforderung Sexualität erzeugt in diesem Alter neben Schule und Freizeitaktivitäten den meisten Stress. Besprechen Sie mit Ihrem Kind, an wen es sich mit seinen Fragen wenden kann (Pate, Kinderarzt, Pfarrer, Vertrauenslehrer etc.), Sie selbst als Eltern werden sehr wahrscheinlich als Gesprächspartner für dieses Thema abgelehnt (und das gehört in diesem Alter zum normalen Ablösungsprozess). Außerdem gelten die Tipps für Kinder ab 6 Jahren ▸ **siehe oben.**

So unterstützen Sie Ihr Kind

ÄTHERISCHE ÖLE

Grapefruitöl wirkt ausgleichend und beruhigend.
Melissenöl harmonisiert.
Lavendelöl löst nervöse Anspannungen.
Geben Sie je 3 Tropfen **Grapefruit-** und **Lavendelöl** sowie 2 Tropfen **Melissenöl** in eine

Duftlampe. Oder geben Sie ein paar Tropfen **Lavendelöl** vor dem Einschlafen auf das Kopfkissen.

BACH-BLÜTEN

Hornbeam: Ihr Kind fühlt sich / ist fremdbestimmt, alles ist ihm zu viel, es weiß nicht, wie es den Tag überstehen soll. Hornbeam setzt Kräfte frei und lässt Ihr Kind wieder in Schwung kommen.
Impatiens: Ihr Kind ist innerlich und äußerlich unruhig (Zappelphilipp). Die Blüte fördert innere Ruhe und Gelassenheit.
Sweet Chestnut: Die Grenze der Belastbarkeit ist erreicht. Die Blüte gibt wieder Hoffnung, Ihr Kind sieht wieder ein Licht am Ende des Tunnels.

HOMÖOPATHISCHE MITTEL

Kalium phosphoricum D6: Ihr Kind ist überanstrengt. Die Folgen der Reizüberflutung zeigen sich auch körperlich: Schwindel, Kopfschmerzen, Ohrgeräusche. Ruhe ist am wichtigsten.
Nux vomica D12: Ihr Kind ist überreizt, völlig erschöpft und hat Konzentrationsstörungen.

SCHÜSSLER-SALZE

Nr. 7 Magnesium phosphoricum D6 hilft als heiße 7 bei Nervosität und Stress durch Überanstrengung. Lösen Sie 5 Tabletten in einem Glas heißem Wasser auf und lassen Sie dies Ihr Kind schluckweise trinken.

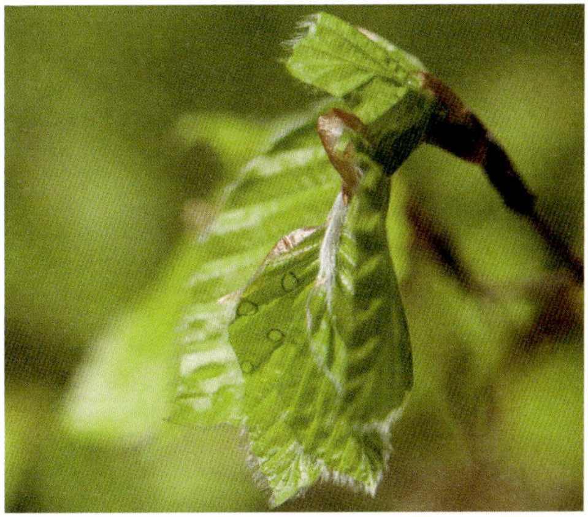

Ärgert sich Ihr Kind nach einem Geschehen sehr lange, hilft ihm die Bach-Blüte Beech.

PHYTOTHERAPEUTISCHE MITTEL

Eisenkraut *(Verbena officinalis)* stärkt die Nerven und hilft gegen Reizüberflutung und Nervosität.
Hafer *(Avena sativa)* stabilisiert Ihr Kind. Der Saft aus den Beeren des **Holunders** *(Sambucus nigra)* senkt das Stresshormon Cortisol.

Sich ärgern

Hochsensible Kinder nehmen sich sehr viel oder zu viel zu Herzen. Auch wenn eine Situation schon vorbei ist, ärgern sie sich oft noch tage- oder wochenlang über das Geschehene. Warum hat der / die Freund / in das gemacht / gesagt / getan? Warum habe ich mich so und nicht anders verhalten? Warum habe ich nicht anders geantwortet?

TIPP

DEN ÄRGER WEGKLOPFEN

Gegen Ärger hilft Akupressur. Lassen Sie Ihr Kind seinen Ärger bewerten von 0 = kein Ärger bis 10 = sehr wütend. Dann schließt es die Augen und klopft die Akupressur-Punkte »Dreifacher Erwärmer« am äußeren Ende beider Augenbrauen so lange, bis es ruhiger wird. Nun soll es den Ärger erneut bewerten. Die Zahl sollte 2 bis 3 Punkte unter der Ausgangszahl liegen. Ansonsten weiterklopfen.

So unterstützen Sie Ihr Kind

BACH-BLÜTEN

Beech: Ihr Kind ist sehr kritisch mit sich und seiner Umgebung. Es nörgelt an allem herum, ist altklug und schwer zu motivieren. Beech öffnet die Augen und lässt Ihr Kind die Dinge so annehmen, wie sie sind.
Holly: Ihr Kind ist eifersüchtig, neidisch, auch auf Geschwister, gehässig oder jähzornig. Es reagiert schnell gekränkt und ist misstrauisch. Holly öffnet positive Gefühle.

HOMÖOPATHISCHE MITTEL

Nux vomica D12: Ihr Kind ist sehr leicht reizbar, ungeduldig, wird schnell wütend, ärgert sich rasch.

Sich schämen

Das Gefühl der Scham tritt zwischen dem 2. und 4. Lebensjahr zum ersten Mal auf. In dieser Zeit entwickeln sich Selbstbewusstsein und inneres Wertesystem zusammen mit sogenannten sekundären Emotionen (selbstbezogene und soziale Emotionen). Dazu gehören neben der Scham auch Neid, Schuldgefühle und Stolz.
Bis das Kind in die Schule kommt, lernt es, diese Gefühle einzuordnen und mit ihnen umzugehen. Wenn Scham aber anhaltend mit Schuldgefühlen verbunden ist, leidet das Selbstwertgefühl. Vor allem hochsensible Kinder stecken häufig in der Schamfalle: Sie ahnen, dass sie anders sind als andere, even-

Das Gefühl der Scham entwickeln Kinder bis zu einem Alter von vier Jahren.

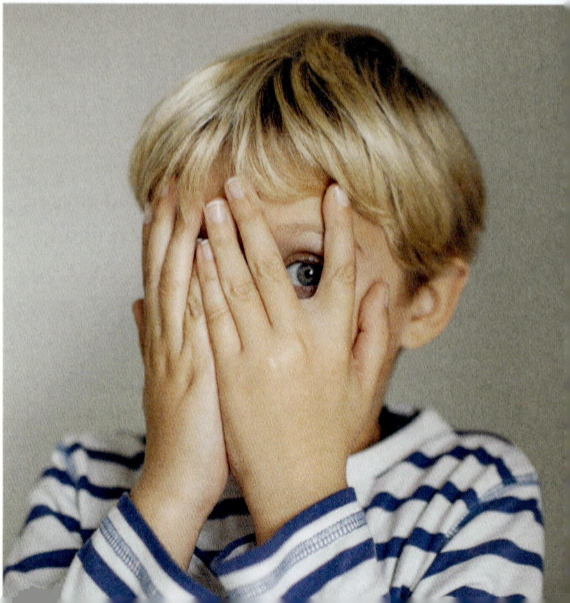

INFO

WARUM SCHÄMT MAN SICH?

Scham ist ein gesellschaftliches Regulativ, das die Intimität schützt und die Einhaltung der sozialen Regeln sichert. Indem ich mich schäme, signalisiere ich: Ihr braucht mich nicht weiter zu bestrafen oder auszuschließen, denn mir geht es mit der Regelverletzung auch nicht gut.

tuell sind sie abwertend behandelt worden (»Du bist nicht normal«), oder ihrer Hochsensibilität wurde keine Beachtung geschenkt und sie fühlen sich wertlos.
Achtung: Übermäßige Scham kann zu Isolation und auch in die Depression führen. Dann sind professioneller Rat und ggf. eine Therapie sinnvoll.

So unterstützen Sie Ihr Kind

BACH-BLÜTEN

Pine: Ihr Kind ist gewissenhaft und ehrgeizig. Es übernimmt die Verantwortung für Situationen oder Umstände, für die es eigentlich gar nicht zuständig ist (Sündenbock), es schämt sich auch für andere.
Sweet Chestnut: Ihr Kind steht mit dem Rücken zur Wand. Die Situation erscheint ihm ausweglos. Es schämt sich. Die Blüte unterstützt Ihr Kind darin, sich zu erinnern, dass es auch gute, fröhliche, leichte Zeiten gibt.

HOMÖOPATHISCHE MITTEL

Calcarea carbonica D12: Ihr Kind ist generell schüchtern, lässt sich nicht gern berühren und schämt sich schnell.

Verzweiflung

Kinder leben im Augenblick. Da ist es eine Katastrophe, wenn sie den Schokoriegel nicht schon im Supermarkt essen dürfen oder wenn der geliebte Wellensittich weggeflogen ist. Die Verzweiflung ist groß und sie ist real. Vor allem hochsensible Kinder neigen dazu, sich Ereignisse noch mehr zu Herzen zu nehmen und darüber zu verzweifeln. Nehmen Sie das Gefühl Ihres hochsensiblen Kindes ernst – immer! Bemerkungen wie »Ist doch nicht so schlimm«, »Stell dich nicht so an« oder »Sei nicht so empfindlich« sind für es wie ein Schlag ins Gesicht.
Bei jüngeren Kindern kann körperliche Zuwendung Linderung verschaffen, bei älteren Kindern tröstender Zuspruch.
Um verzweifelten Situationen vorzubeugen, ist für Ihr Kind die Erkenntnis generell wichtig, dass normalsensible Menschen anders kommunizieren als es selbst. Hilfreich ist es, wenn Ihr Kind lernt, seine Bedürfnisse deutlich zu artikulieren (ich will das, ich mag das nicht, hör mir zu, jetzt bin ich dran). Diese Sätze vermeiden Missverständ-

nisse und bewahren Ihr Kind vor verzweifeltem Grübeln darüber, warum der Freund anders reagiert hat als erwartet.
Üben Sie darum im Alltag immer wieder mit Ihrem Kind, dass es seine Vorstellungen und Wünsche klar aussprechen kann.

So unterstützen Sie Ihr Kind

BACH-BLÜTEN

Notfalltropfen: Geben Sie Ihrem Kind halbstündlich 2 Tropfen.
Elm: Eine momentane Situation lässt Ihr Kind verzweifeln. Es ist überfordert. Elm unterstützt das Vertrauen in die eigenen Fähigkeiten und gibt Mut.

HOMÖOPATHISCHE MITTEL

Anacardium D12: Ihr Kind ist verzweifelt. Geben Sie ihm zusätzlich etwas zu essen.
Ignatia C9: Ihr Kind ist verzweifelt, vielleicht auch verärgert. Trauer (Liebeskummer) kann eine Ursache sein.

PHYTOTHERAPEUTISCHE MITTEL

Gänseblümchen *(Bellis perennis)*: Ihr Kind fühlt sich ungerecht behandelt und ist darüber verzweifelt.

TIPP

UMGANG MIT DER WUT

- Akzeptieren Sie den Gefühlsausbruch Ihres Kindes, das ist auf Dauer nervenschonender, als wenn zu seiner Wut noch Ihre eigene kommt.
- Versuchen Sie ruhig und mitfühlend zu sein, das heißt, verzeihen Sie Ihrem Kind die Wut, auch wenn das anfangs schwerfällt (Ihr Kind kann in dem Moment ein Übermaß an Gefühlen nicht anders handhaben).
- Vereinbaren Sie in ruhigen Zeiten einen »Notfallplan«: Beim nächsten Wutanfall nehme ich dich in den Arm, bleibst du 20 Minuten in deinem Zimmer etc.
- Forschen Sie mit Ihrem Kind nach dem Grund der Wut (vor allem, wenn diese regelmäßig auftritt) und besprechen Sie andere Optionen. Was macht es so wütend, was könnte den Auslöser vermeiden?

Wichtig: Drohen Sie nie mit Strafe oder Liebesentzug, das macht alles nur noch schlimmer.

Wut

Wut ist immer auch Ausdruck von Hilf- oder Machtlosigkeit. Hochsensible Kinder, die sehr sensibel für leise Zwischentöne, Zurückweisung sind, beziehen Gedankenlosigkeit, Ärger, Unkonzentriertheit der anderen auf sich und werten sich selbst dann entsprechend ab. Erklären Sie Ihrem Kind, dass andere Menschen, Sie eingeschlossen, oft unbedarft handeln, dass es oft überhaupt nicht persönlich gemeint, angegriffen, missachtet oder übergangen wurde. Besprechen Sie auch mit Ihrem Kind seine Erwartungen, vielleicht sind diese an seine Umgebung zu hoch oder unrealistisch. Trotzphase, Sechserjahreskrise (Eintritt in die Schule) und Pubertät sind außerdem Entwicklungsphasen, in denen Wutanfälle »normal« sind.

So unterstützen Sie Ihr Kind

BACH-BLÜTE

Holly: Diese Blüte hilft bei Wut, Zorn und Eifersucht. Sie öffnet das Herz und fördert Gelassenheit und Vertrauen.

HOMÖOPATHISCHE MITTEL

Chamomilla D12: Ihr Kind wird immer wieder wütend. Wichtig wäre es, die Ursache zu finden (Überreizung, Traurigkeit).
Ignatia D12: Ihr Kind ist wütend, traurig und enttäuscht.
Nux vomica D12 (für Jungen): Ihr Sohn ist gereizt, wütend, prügelt sich schnell. Wärme tut ihm gut.

SPIELERISCH GEGEN DIE WUT

Es ist sinnvoll, diese Übungen in entspannten Zeiten einmal vorab durchzuspielen. Dann sind sie dem Kind schon vertraut.
Wüteriche basteln: Ihr Kind bläst zwei Luftballons auf, befestigt diese jeweils an einem Stock und malt wütende Gesichter darauf. Dann können sich die Ballons gegenseitig bekämpfen und beschimpfen.
Wut-Bild basteln: Lassen Sie Ihr Kind aus Zeitschriften, Blättern, Stöcken etc. ein Wut-Bild basteln oder malen. Dann beschreibt es, warum dieses Bild seine Wut symbolisiert.
Hahnenkampf: Er fördert in entspannten Zeiten spielerisch Ausgeglichenheit. Ohne Arme und auf einem Bein stehend kämpfen zwei Kinder miteinander. Schupsen, Stoßen etc. ist ausdrücklich erlaubt. Wer am längsten auf dem Bein stehen kann, gewinnt.
Wut-Wörterkette: Aus allen Wörtern, die Ihr Kind sagt, wenn es wütend ist, soll es eine Wortkette bilden. Jedes Wort muss mit dem letzten Buchstaben des vorherigen beginnen: Wut – total blöd – Dummkopf …

Mit Luftballons, die gegeneinander kämpfen, verliert Ihr Kind spielerisch seine Wut.

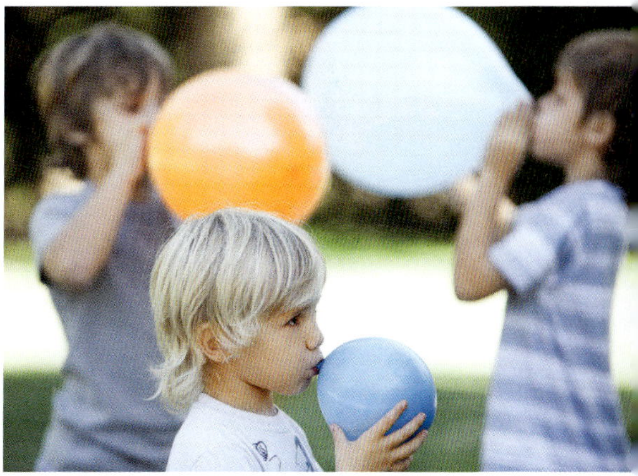

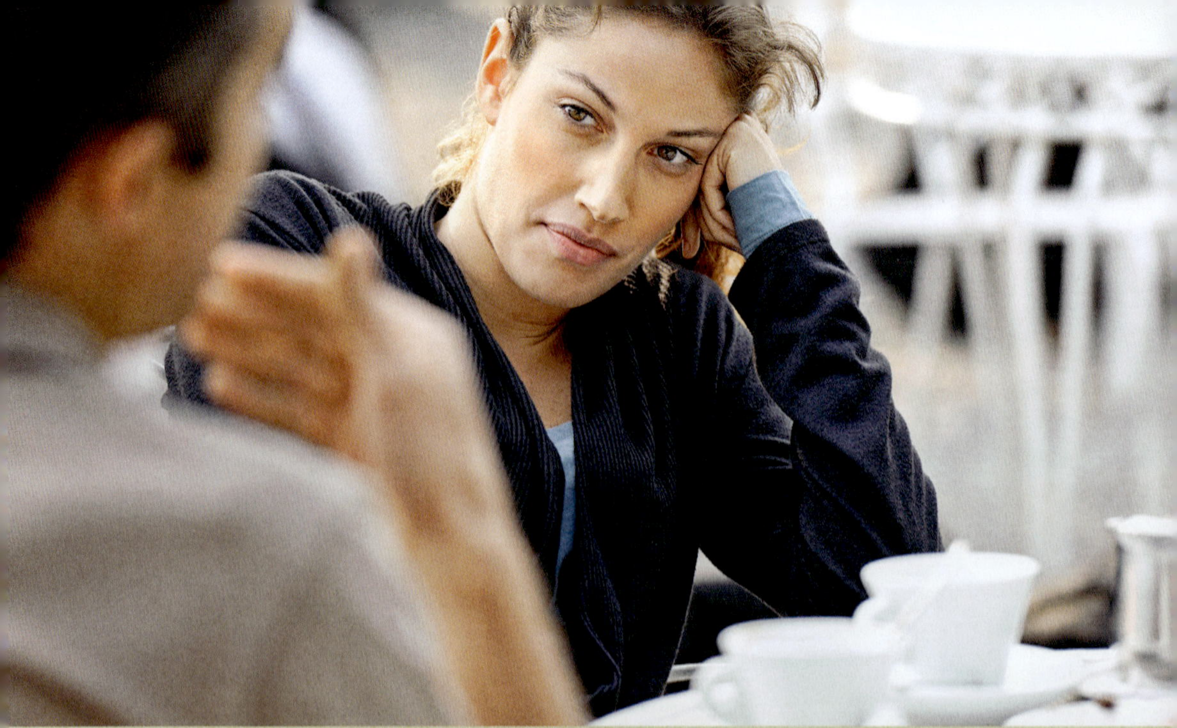

ELTERN UND ANGEHÖRIGEN BEISTEHEN

Aus eigener Erfahrung wissen wir, die Autorinnen, wie viel Achtsamkeit und Energie der Alltag mit dem hochsensiblen Kind erfordert. Vor allem die Jahre, in denen die Hochsensibilität nicht bekannt ist und man an sich selbst, seinen Erziehungsmethoden oder auch an seinem Kind zweifelt, sind extrem belastend und kräftezehrend. Die Erfahrung zeigt aber, dass sich das Verhältnis zwischen Eltern und Kind fundamental hin zum Besseren verändert, wenn bekannt wird, dass das Kind hochsensibel ist. Dennoch haben die Jahre des Nichtwissens sehr wahrscheinlich ihre Spuren hinterlassen, und auch zukünftig wird es immer wieder mal die eine oder andere Situation geben, der Sie eventuell fassungslos oder verzweifelt gegenüberstehen. Im Folgenden haben wir für Sie als Eltern und Angehörige Mittel und Tipps zusammengestellt, die Sie in Belastungssituationen unterstützen können. Wir empfehlen auch Mittel zur Regeneration, um wieder zu Kräften zu kommen – seelisch und körperlich.

Erschöpfung, Müdigkeit, Ausgebranntsein, Stress

Der Alltag mit einem hochsensiblen Kind kann sehr anstrengend sein: über Jahre Stress, dazu Ihre eigene Hilflosigkeit und vielleicht der Vorwurf und die Wut auf das eigene Kind. Sicherlich haben Sie sich immer wieder gefragt: Warum kann mein Kind nicht so sein wie die anderen Kinder?
Auch wenn jeder Mensch auf anhaltende Belastungen individuell reagiert, so lässt sich beobachten, dass Frauen als Reaktion auf Stress zu Angst, Isolation und Depression neigen, Männer zu Aggression, riskantem Verhalten und vermehrtem Alkoholkonsum. Wir empfehlen im Folgenden Mittel zur Regeneration und zeigen Ihnen auch, wie Sie sich gegen Ausgebranntsein im Alltag mit einem hochsensiblen Kind wirkungsvoll schützen können.

So können Sie sich helfen

ADAPTOGENE

Dies sind rein pflanzliche Zubereitungen, die sowohl Stresssymptome reduzieren als auch Ihre Widerstandskraft erhöhen können ▸ **siehe Seite 72.**

INFO

DOSIERUNG FÜR ERWACHSENE

Für Normalsensible

- Bach-Blüten: 4 Tropfen in ein Glas abgekochtes Wasser geben und über den Tag verteilt trinken, im Akutfall 2 Tropfen viertel- bis halbstündlich direkt aus der Flasche auf die Zunge geben.
- Homöopathika: 3-mal täglich 5 Globuli, im Akutfall halbstündlich bis stündlich 5 Globuli.

Für Hochsensible

- Bach-Blüten: 2 Tropfen in ein Glas abgekochtes Wasser geben und über den Tag verteilt trinken, im Akutfall 2 Tropfen viertel- bis halbstündlich direkt aus der Flasche auf die Zunge geben.
- Homöopathika: 3-mal täglich 3 Globuli, im Akutfall halbstündlich bis stündlich 3 Globuli.

Teerezept: ▸ **siehe Seite 69.**
Nehmen Sie die Mittel ein, bis die Symptome nachlassen.

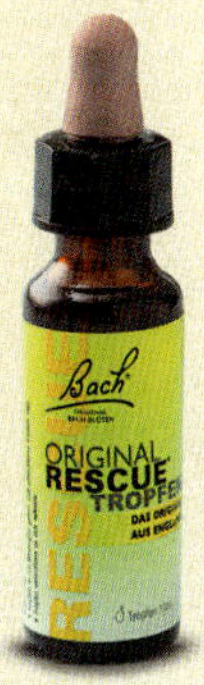

Hinweis: Alle genannten Fertigpräparate sind Vorschläge. Es gibt weitere mit gleichen Inhaltsstoffen.

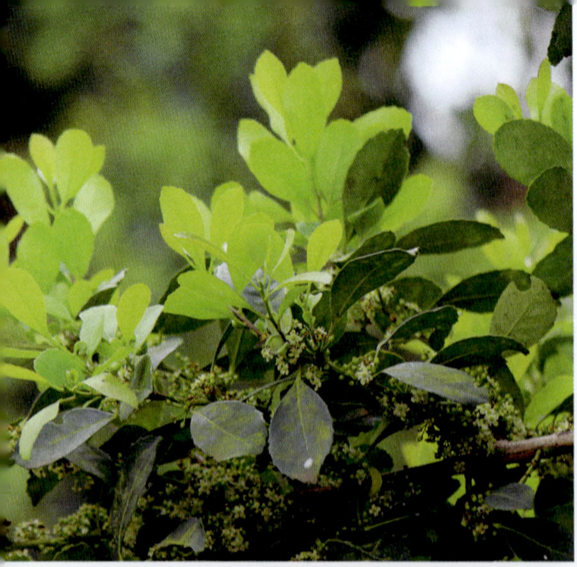

Ein Tee aus den Blättern des Mate-Teestrauchs hilft Ihnen bei Stress wieder auf die Beine.

Ginseng *(Panax ginseng)*: Sie sind erschöpft, unkonzentriert und nicht mehr so leistungsfähig wie normalerweise. Nehmen Sie von dem Fertigpräparat IL HWA Ginseng Kapseln® von Allcura 1 000 mg pro Tag über 4 Wochen ein.
Mate-Teestrauch *(Ilex paraguariensis)*: Sie sind geistig und körperlich müde. Mate-Teestrauch gibt es als Fertigpräparat zum Beispiel von Alnatura® im Reformhaus (Einnahme nach Packungsanweisung).

ÄTHERISCHE ÖLE

Bitterorangenöl beruhigt und wirkt ausgleichend.
Melissenöl harmonisiert.
Geranienöl wirkt regenerierend.
Geben Sie bei Bedarf ein paar Tropfen der Öle in die Duftlampe.

BACH-BLÜTEN

Oak: Sie sind sehr verantwortungsbewusst und arbeiten bis zum Umfallen. Oak lässt Sie die Signale Ihres Körpers für Überforderung wahrnehmen.
Elm: Überforderung und zu viel Verantwortung stehen im Vordergrund. Sie zweifeln an Ihren Fähigkeiten. Die Blüte hilft, mit den eigenen Kräften zu haushalten.
Hornbeam: Der Alltag überfordert, Sie fühlen sich müde und erschöpft allein bei dem Gedanken an die bevorstehende Aufgabe. Das Problem ist seelisch, denn wenn Sie sich für etwas interessieren, sind Sie sofort Feuer und Flamme. Hornbeam gibt Ihnen Kraft für alle Aufgaben.

HOMÖOPATHISCHE MITTEL

Acidum phosphoricum D12: Jahrelang sind Sie über Ihre Grenzen gegangen, körperlich und psychisch. Jetzt sind Sie völlig erschöpft.
Helonias dioica D6: Sie haben sich jahrelang um alles gekümmert. Nun sind Sie mit Ihrer Kraft am Ende. Ablenkung tut Ihnen gut, aber gerade darin besteht auch die Gefahr. Denn Sie brauchen nichts dringender als Ruhe.
Die homöopathischen Mittel **Cimicifuga, Cocculus, Ignatia** und **Zincum valerianicum** gibt es als Fertigpräparat Calmvalera Hevert®: Es wirkt beruhigend, stimmungsaufhellend und fördert den Schlaf. Nehmen Sie über 4 Wochen morgens 10 Tropfen und vor dem Schlafengehen 40 Tropfen ein.

Tipps zur Vorbeugung

Erstellen Sie täglich eine Prioritätenliste: Was muss heute vorrangig erledigt werden, was kann bis morgen warten. Glauben Sie uns: Es kann viel mehr verschoben werden, als Sie denken!

Kein Multitasking: Dazu neigen gerade Frauen. Autofahren, telefonieren und noch gleichzeitig Fragen des Beifahrers beantworten. Oder das Zimmer aufräumen und währenddessen mit dem Kind spielen, schnell die Waschmaschine anstellen und eine Mail ans Büro schicken, während die Schwiegermutter anruft … Entzerren Sie Ihren Alltag. Vergeben Sie Zeitfenster: ½ Stunde Spielzeit mit dem Kind, ¼ Stunde Telefonat mit dem Chef, zehn Minuten Zimmeraufräumen, fünf Minuten Wäsche … Die Schwiegermutter rufen Sie morgen zurück, wenn Sie Zeit haben …

Setzen Sie Grenzen: Dadurch schützen Sie sich vor zu viel Fremdbestimmung. Es gibt eine Kinderzeit und eine Elternzeit und Zeit für Sie allein. Bitten Sie Großeltern, Freunde, Kollegen, Nachbarn um Unterstützung, investieren Sie in Kinderbetreuung (vielleicht hilft ja der Nachbarssohn oder die Tochter einer Freundin für einen kleinen Obolus). Schaffen Sie Freiräume, die Sie ausschließlich für sich allein nutzen. Auch wenn Sie dann »nur« auf dem Sofa sitzen und ein Buch lesen oder die Wolken beobachten: Wichtig ist, dass Sie sich dabei erholen und Energie tanken.

Verabschieden Sie sich von zwei Glaubenssätzen: 1. Sie müssen nicht perfekt sein – weder im Alltag noch in der Kindererziehung oder in der Partnerschaft. 2. Keine Schuldgefühle (mehr)! Sie sind ein / e gute / r Mutter / Vater. Punkt. Auch wenn Sie manchmal nur an sich selbst denken.

Vermeiden Sie Freizeitstress: Sie tun weder sich noch Ihrem Kind einen Gefallen, wenn Sie jeden Nachmittag, Abend oder alle Wochenenden verplanen. Nicht nur Ihr hochsensibles Kind braucht Ruhe, Leerlauf, Pausen und Schlaf, auch Sie selbst müssen wieder zu sich kommen. Je entspannter Sie Ihren Alltag gestalten können, desto besser sind Sie vor den negativen Auswirkungen von Stress und vor dem Ausgebranntsein (Burnout) gewappnet.

Hilflos sein, sich hilflos fühlen

Hilflosigkeit ist eine emotionale Erinnerung an einen Moment in unserer Kindheit. Damals waren wir aber körperlich oder mental zu klein, um aktiv in die Situation eingreifen zu können.

Machen Sie sich bewusst: Sie sind heute nicht mehr dieses kleine hilflose Kind von damals, sondern erwachsen. Sie sind heute eine Mutter oder ein Vater, also fähig, aktiv eine Situation in Ihrem Sinn ändern zu können – und sei es dadurch, dass Sie sich Hilfe von außen holen.

So können Sie sich helfen

BACH-BLÜTEN

Gorse lässt Sie wieder Hoffnung schöpfen und die Situation aus einem anderen Blickwinkel sehen. Die Blüte verleiht Sicherheit.
Sweet Chestnut: Die Grenze Ihrer emotionalen Belastbarkeit ist erreicht, Sie wissen nicht mehr weiter, sind mutlos, hoffnungslos und fühlen sich allein gelassen. Die Blüte gibt Hoffnung. Geben Sie 4 Tropfen in 300 ml Wasser und nehmen Sie 5- bis 10-mal am Tag 4 Tropfen über 1 bis 2 Wochen ein.

HOMÖOPATHISCHE MITTEL

Barium carbonicum D12: Sie sind voller Selbstzweifel, fühlen sich hilflos und sind unentschlossen. Veränderungen im Leben machen Ihnen Angst.

Kummer, Sorgen

Selbstzweifel über das Elternsein, Gedanken, wie Ihr hochsensibles Kind in der Welt zurechtkommt, oder auch ganz praktische Sorgen (Alltag, Finanzen, Job, Krankheit) bereiten Ihnen Kummer oder Sorgen.

TIPP

DIE VERGANGENHEIT AUFARBEITEN

Versuchen Sie, sich an die Situation in Ihrer Kindheit zu erinnern, in der Sie sich hilflos fühlten – aber nur, wenn Sie sich mental stark genug fühlen (sonst nur unter therapeutischer Aufsicht!). Mitunter müssen Sie sehr weit zurückgehen. Sie sind dann richtig, wenn eine körperliche Reaktion das Erinnern begleitet: feuchte Hände, Zittern, Herzrasen oder Ähnliches. Machen Sie sich bewusst, dass der damalige Umstand nichts mit heute zu tun hat. Heute sind Sie erwachsen, Sie können analysieren und benennen, was Sie brauchen, Sie sind heute stark genug, um aktiv zu handeln.

Analysieren Sie die Situation, in die Sie zurückgekehrt sind: Können äußere Umstände dazu geführt haben, dass Sie sich hilflos fühlten? Waren gar nicht Sie selbst als kleines Kind schuld (mit Sicherheit nicht!), sondern ein schlecht gelaunter Lehrer, das Verhältnis Ihrer Eltern zueinander oder auch profane Dinge wie das Wetter oder ein gestohlenes Fahrrad?
Hinweis: Es kann manchmal wichtig sein, das Gefühl der Hilflosigkeit professionell mit einem Therapeuten aufzuarbeiten. Er kennt Wege, um die emotionalen Erinnerungen aufzuschlüsseln und positiv »umzuschreiben«.

So können Sie sich helfen

BACH-BLÜTEN

Agrimony: Die Sorgen »fressen« Sie innerlich fast auf, trotzdem lassen Sie sich nichts anmerken. Sie beklagen sich nicht und spielen anderen eine heile Welt vor. Agrimony unterstützt Sie darin, authentischer zu werden und zu Ihren Gefühlen zu stehen.
Red Chestnut: Die Sorgen gelten anderen. Sie glauben, Gefahren und Schwierigkeiten vorauszusehen, und wollen davor bewahren. Das kann sehr belastend sein. Die Blüte fördert das Vertrauen ins Leben.

HOMÖOPATHISCHE MITTEL

Ambra D12: Sorgen und Kummer rauben Ihnen den Schlaf. An der frischen Luft geht es Ihnen besser.

PHYTOTHERAPEUTISCHE MITTEL

Bärlauch *(Allium ursinum)* hilft, Kummer und Vergangenes loszulassen und etwas Neues zu beginnen.
Salbei *(Salvia officinale)*: Im lateinischen Namen »Salvia« stecken die Begriffe »heilen«, »glücklich sein«. Essen Sie über vier Wochen zweimal in der Woche 3 frittierte Blätter Salbei mit ein wenig Salz.

Loslassen

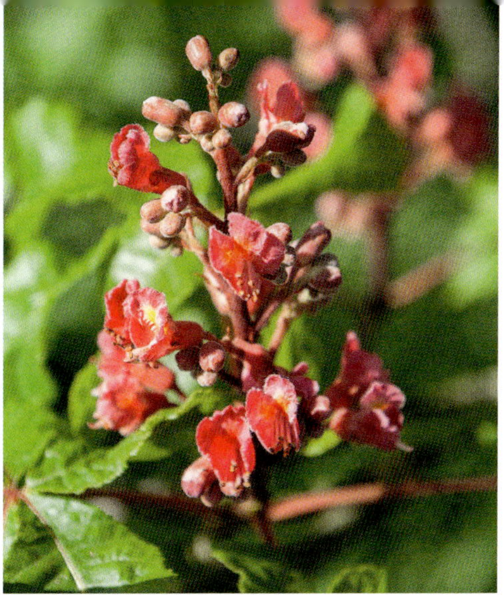

Die Bach-Blüte Red Chestnut hilft loszulassen und Ihr Kind seinen Weg gehen zu lassen.

Vielleicht führt die Erkenntnis, dass Ihr Kind hochsensibel ist, gerade jetzt dazu, dass Sie Ihr bisheriges Leben (Vergangenes, Überzeugungen, Einstellungen, Erziehungsmethoden) unter einem völlig neuen Blickwinkel sehen. Loslassen alter Verhaltensmuster zum Beispiel braucht Einsicht und Stärke in der Umsetzung. Vielleicht bedeutet Loslassen jetzt aber auch ganz praktisch, Ihr Kind seinen Weg gehen zu lassen.

So können Sie sich helfen

BACH-BLÜTEN

Red Chestnut: Sie sehen jede Gefahr und jedes Problem schon im Vorfeld und wollen Ihr Kind davor beschützen. Aber weil dies unmöglich ist, machen Sie sich selbst und Ihren Lieben das Leben zur Hölle. Diese Blüte unterstützt Sie darin, Ihr Kind loszulassen auf seinem Weg.

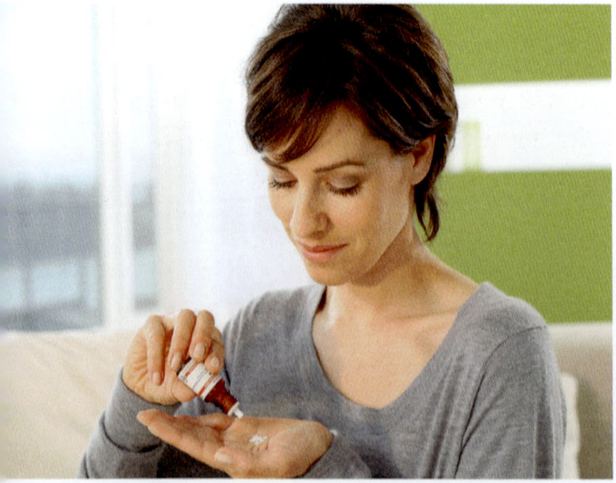

Für fast alle schwierigen Situationen gibt es ein passendes homöopathisches Mittel.

White Chestnut: Sie können Gedanken nicht loslassen, diese kreisen ständig um dasselbe Thema und beschäftigen sich entweder mit der Vergangenheit oder mit der Zukunft. Die Blüte hilft, der Realität ins Auge zu sehen.

HOMÖOPATHISCHE MITTEL

Sepia D12: Sie können Ihre Gefühle schwer zeigen, diese sind innerlich gestaut. Sie können nicht loslassen.

Natrium chloratum D6: Sie sind ein nach innen gekehrter Mensch. Sie neigen dazu, in Gedanken an der Vergangenheit festzuhalten, auch an damit verbundenem Kummer und Ärger. Das lässt Sie nachtragend sein. Dieses Mittel unterstützt Sie, die Vergangenheit loszulassen.

YOGA-ÜBUNG SHAVASANA

Diese Yoga-Übung zur Tiefenentspannung fördert das ganzheitliche Loslassen. Sie entspannt Körper und Geist, Vergangenes kann verarbeitet und integriert werden.

So geht es: Legen Sie sich auf den Rücken, die Arme liegen im 45-Grad-Winkel ausgestreckt neben Ihrem Körper. Die Beine liegen hüftbreit auseinander, die Füße zeigen nach außen. Entspannen Sie bei geschlossenen Augen zunächst Gesicht, Kiefer, Zunge und Hals (Kehle). Entspannen Sie dann in Gedanken jeden Körperteil. Sagen Sie innerlich: »Ich entspanne jetzt meine linke Hand.« »Ich entspanne jetzt meine rechte Hand.« »Ich entspanne jetzt meinen linken Unterarm.« »Ich entspanne jetzt meinen rechten Unterarm.« … Nehmen Sie sich für diese Übung Zeit (mindestens 15 bis 30 Minuten). Bleiben Sie wach, aber in Gedanken ruhig. Lassen Sie alles los, was Sie belastet.

Mut schöpfen

Jetzt, da Sie erkannt haben, dass Ihr Kind hochsensibel ist, soll alles besser werden bzw. »müssen« Sie handeln. Vielleicht gehen Ihnen nicht nur viele Fragen zum Thema durch den Kopf, sondern es stehen auch ganz praktische Veränderungen an, die den Alltag betreffen. Ihnen stehen Gespräche bevor, eventuell müssen Sie die Großeltern einbinden. Um dies alles anzugehen und umzusetzen, braucht es Mut.

So können Sie sich helfen

ÄTHERISCHE ÖLE

Wacholder richtet wieder auf, stärkt den Mut und die Lebensfreude. Geben Sie in akuten Situationen 1 bis 2 Tropfen Wacholderöl auf ein Tuch und inhalieren Sie es.

BACH-BLÜTEN

Gentian: Sie lassen sich schnell entmutigen, trauen sich nicht viel zu und gehen eher von einem negativen Ergebnis oder einer Absage aus. Wenn diese tatsächlich eintrifft, machen Sie sich Vorwürfe und werden depressiv. Die Blüte hilft gegen Zweifel, Skepsis und Mangel an Vertrauen.

HOMÖOPATHISCHE MITTEL

Acidum phosphoricum D12: Sie haben Angst vor einer ungewissen Zukunft und fühlen sich sehr erschöpft.
Lachesis D12: Beim Gedanken an die Zukunft, an eine Trennung oder Veränderung wird Ihnen angst und bang.

Unsicherheit

Die Erkenntnis, dass Ihr Kind hochsensibel ist, kann Sie verunsichern, auch wenn Sie bisher immer stark waren und mit beiden Beinen auf der Erde standen. Sie müssen sich eventuell neu justieren, umdenken, das Verhältnis zu Ihrem Kind oder auch Vergangenes neu betrachten.

Vielleicht haben Sie auch den Umstand im Familien- und Freundeskreis bereits kommuniziert, und jeder möchte nun mitreden oder Ihnen vorschreiben, wie Sie mit der neuen Situation umzugehen haben.

So können Sie sich helfen

BACH-BLÜTEN

Cerato: Sie zweifeln an Ihrem Urteilsvermögen und legen zu viel Wert auf die Meinung anderer. Das macht Sie ganz unglücklich, denn immerhin geht es um Ihr Kind. Die Blüte hilft Ihnen, Ihrer eigenen Intuition (wieder) zu vertrauen. Meist ist der erste Gedanke der richtige.
Gentian: Diese Blüte fördert Selbstvertrauen, Zuversicht und Beharrlichkeit.

HOMÖOPATHISCHE MITTEL

Silicea D6: Was andere von Ihnen denken, ist Ihnen enorm wichtig. Darum fürchten Sie sich vor der Meinung anderer und haben Angst, dass Sie für unfähig gehalten werden. Sie überspielen Ihre Unsicherheit dadurch, dass Sie an Prinzipien festhalten und sehr kopflastige Entscheidungen fällen.

PHYTOTHERAPEUTISCHE MITTEL

Schafgarbe *(Achillea millefolium)* als Tee hilft bei Unsicherheit.
Wermut *(Artemisia absinthium)*: Offene Fragen treiben Sie um. Sie fühlen sich unsicher. Trinken Sie einen Wermut-Tee.

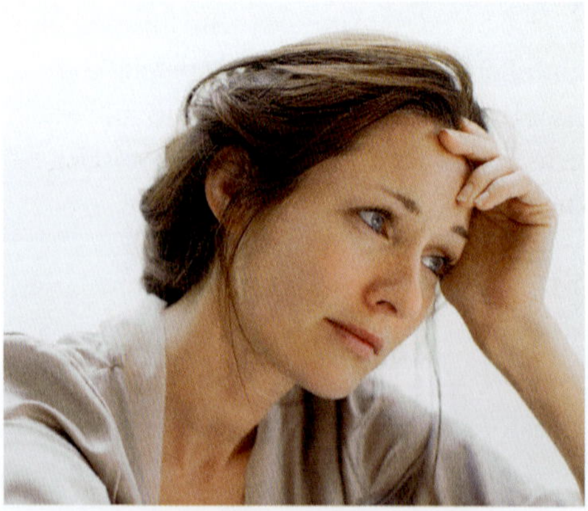

Bleiben Sie nicht allein in der Verzweiflungsfalle stecken, suchen Sie Hilfe.

Verzweiflung

Vielleicht sind Sie in Ihrer Elternrolle schon lange verzweifelt. Jetzt wissen Sie nicht mehr weiter und fühlen sich körperlich und psychisch zutiefst erschöpft.

Wichtig: Nehmen Sie Ihren Zustand ernst. Teilen Sie jemandem Ihre Sorgen mit. Suchen Sie Hilfe, bleiben Sie nicht allein. Rufen Sie ein Familienmitglied, einen Freund, den Hausarzt, die Nummer der Seelsorge an.

So können Sie sich helfen

BACH-BLÜTEN

Notfalltropfen: Nehmen Sie halbstündlich 2 Tropfen direkt auf die Zunge.

Elm: Eine Verantwortung lastet schwer auf Ihren Schultern. Auch wenn Sie grundsätzlich ein beherzter Mensch sind – jetzt sind Sie verzweifelt. Elm fördert das Vertrauen in die eigenen Fähigkeiten und lässt Sie Ihre eigenen Kräfte besser einschätzen.

Pine: »Ich hätte mich mehr anstrengen und es besser oder anders machen sollen«, ist ein typischer Satz. Selbstvorwürfe und Schuldgefühle zehren an Ihnen. Pine fördert die Nachsicht mit sich selbst.

HOMÖOPATHISCHE MITTEL

Anacardium D12: Sie sind verzweifelt. Wenn Sie etwas essen, geht es Ihnen besser.

Aurum metallicum D6, auch **C9**: Sie sind verzweifelt, enttäuscht, fühlen sich wertlos.

Wut

Das Verhalten Ihres Kindes bringt Sie immer wieder zur Weißglut. Sie fühlen sich respektlos behandelt, der Situation ausgeliefert oder persönlich oder tätlich angegriffen.

Analysieren Sie die Situation oder den Umstand, warum Ihr Kind Sie wütend macht. Können Sie das Verhalten Ihres Kindes in einen Zusammenhang bringen? Wird es zum Beispiel immer dann jähzornig, aggressiv oder handgreiflich, wenn die Situation hektisch ist? Richtet sich das Verhalten Ihres Kindes gar nicht gegen Sie selbst?

Sind die Anforderungen an Ihr Kind (oder Sie selbst) zu hoch und damit unerfüllbar? Versteckt sich hinter der Wut auf Ihr Kind vielleicht die Wut auf Sie selbst?

Wichtig: Uns Autorinnen ist es sehr wichtig, dass Sie sich an dieser Stelle nicht in die Schuldecke gedrängt fühlen. Auch möchten wir weder Selbstzweifel noch Selbstvorwürfe schüren, sondern Ihnen einen praktikablen zukünftigen Weg aufzeigen, mit Ihren – durchaus schwierigen – Gefühlen zurechtzukommen. Dafür sind die Fragen wichtig.

So können Sie sich helfen

BACH-BLÜTE

Holly: Hass, Wut und Eifersucht sind vertraute Gefühle. Mit Kritik können Sie schlecht umgehen. Holly öffnet Ihr Herz und fördert Gelassenheit und Vertrauen.

HOMÖOPATHISCHE MITTEL

Ignatia D12: Negative Gefühle wie Wut, Kummer und Enttäuschung gestehen Sie sich nicht zu, und Sie unterdrücken diese. Dadurch wird alles nur noch schlimmer.

> »Denn wir können die Kinder nach unserem Sinne nicht formen.«
>
> JOHANN WOLFGANG VON GOETHE

TIPP

RAUS AUS DER WUTFALLE

- Sie sind wütend. Das ist ein legitimes Gefühl, für das Sie sich nicht schämen müssen. Haben Sie Mitgefühl mit sich.
- Betrachten Sie Ihre Wut, aber bleiben Sie nicht stundenlang in dem Gefühl stecken. Begeben Sie sich aktiv heraus: Analysieren Sie, was das Gefühl ausgelöst hat und wie Sie das nächste Mal mit einer ähnlichen Situation umgehen wollen / können. Dann sind Sie das nächste Mal nicht das Opfer, sondern der handelnde Part. Seien Sie gnädig mit sich selbst, wenn es beim ersten Mal noch nicht klappt.
- Ersetzen Sie Forderungen an das Kind durch konkrete Wünsche. »Es wäre schön, wenn du …«, »Ich wünsche mir, dass du …« statt »du musst«, »du sollst«. Dadurch nehmen Sie sozusagen die Luft raus. Viele Eltern berichten, dass nach einiger Zeit vor allem die hochsensiblen Kinder positiv auf den anderen Umgangston mit weniger Gegendruck reagieren.

Bücher, die weiterhelfen

Aron, E. N.
Das hochsensible Kind: Wie Sie auf die besonderen Schwächen und Bedürfnisse Ihres Kindes eingehen.
mvg Verlag

Aron, E. N.
Sind Sie hochsensibel?
mvg Verlag

Leuze, J.
Empfindsam erziehen: Tipps für die ersten 10 Lebensjahre des hochsensiblen Kindes.
Festland Verlag

Lüling, D./Lüling, C.
Mit feinen Sensoren: Hochsensitive Kinder erkennen und ins Leben begleiten.
Fontis Media Verlag

Parlow, G.
Zart besaitet: Selbstverständnis, Selbstachtung und Selbsthilfe für hochsensible Menschen.
Festland Verlag

Roemer, C.
Hurra, ich bin hochsensibel! Und nun?
Springer Verlag

Schorr, B.
Hochsensible Mütter.
SCM Hänssler Verlag

Aus dem GRÄFE UND UNZER VERLAG

Froböse, Prof. Dr. I.
Energieturbo Pause. Stress stoppen, richtig abschalten, kraftvoll neu starten.

Grünwald, Dr. J./Jänicke, C.
Grüne Apotheke.

Heepen, G. H.
Die sanften 3 der Naturheilkunde.

Heintze, A.
Ich spüre was, was du nicht spürst. Wie Hochsensible ihre Kraftquellen entdecken.

Hoffmann, U.
Meditation.

Hüther, G./ Nitsch, C.
Wie aus Kindern glückliche Erwachsene werden.

Iding, D.
Achtsamkeit.

Kirschner-Brouns, Dr. med. S./ Roemer, C.
Hochsensibel. Leichter durch den Alltag ohne Reizüberflutung.

Kunze, P.
Nein-Sagen.

Rubin, Y.
Selbstbewusstsein.

Schlüter, C.
Kraftquellen für den Alltag.

Seethaler, S.
Schenk dir eine Atempause.

Siewert, A.
Natürliche Psychopharmaka.

Stumpf, W.
Homöopathie für Kinder.

Trökes, A.
Der kleine Alltags-Yogi.

Waesse, H./Kyrein, M.
Yoga für Einsteiger.

Wagner, Dr. F.
Akupressur. Heilung auf den Punkt gebracht.

Wenzel, M.
Meine besten Heilpflanzenrezepte für eine gesunde Familie.

Wiesenauer, Dr. med. M./ Kirschner-Brouns, Dr. med. S.
Das große Homöopathie-Handbuch.

Adressen, die weiterhelfen

www.hsperson.com
Website von Elaine Aron (USA)

www.sensibel-beraten.de
Website von Cordula Roemer mit Berliner HSP-Veranstaltungskalender, (Eltern-)Beratungs- und Fortbildungsangeboten bundesweit

www.trappmann-korr.de
Website mit Test, Unterstützung für Eltern uvm.

www.hochsensibel.org
Website des Informations- und Forschungsverbunds Hochsensibilität e. V. (IFHS). Bundesweite Übersichtsliste über Selbsthilfegruppen, Coaches, Ärzte, Psychotheapeuten mit Angeboten zum Thema Hochsensibilität.

www.zartbesaitet.net
Website von Georg Parlow (Österreich) mit Übersichtslisten für den deutschsprachigen Raum über Selbsthilfegruppen, Coaches, Psychotherapeuten, HSP-Test

www.ifhs.ch
Website von Brigitte Küster, ehem. Schorr, mit Angeboten für den Schweizer und süddeutschen Raum

www.hsu-hh.de/diffpsych/
Informationen zum Forschungsprojekt von Sandra Konrad
▸ **siehe Seite 11** zum Thema Hochsensibilität an der Helmut-Schmidt-Universität, Hamburg

www.hsp-muenchen.de
Website des Münchner Zentrums für Hochsensibilität e. V.

Adressen für Kinder und Jugendliche

Anonyme Telefonseelsorge: 0800-1110111
Kostenloses Kinder- und Jugendtelefon unter 116111 von »Nummer gegen Kummer«, Montag bis Samstag 14–20 Uhr
Beratung für Kinder und Jugendliche telefonisch, per Chat oder Mail auch bei:

www.caritas.de/hilfeundberatung/onlineberatung

www.bke-jugendberatung.de

www.youngavenue.de

www.nummergegenkummer.de

www.telefonseelsorge.de

www.das-beratungsnetz.de

www.u25-beratung.de

Therapeuten

www.therapie.de
Suchmaschine für Psychotherapeuten, Psychologen, Ärzte, Heilpraktiker für Psychotherapie sowie gute Hintergrundinformation zu den verschiedenen Therapieformen und Diagnosen

www.bptk.de
Website der Bundespsychotherapeutenkammer (BPtK)

Entspannungstechniken

www.kinderyoga.de
Informationsseite rund um Kinderyoga für deutschsprachige Länder

www.kindermeditationen.de
Verschiedene Meditationsanleitungen vom Institut für ganzheitliche Klangarbeit

https://www.youtube.com/watch?v=_10kyAWEWf8
Youtube-Video über progressive Muskelentspannung, Übung für Kinder der Deutschen Akademie für Gesundheit, Entspannung & Stressbewältigung

Register

A

B/C

D

E

F

G

H